经验撷英

史大卓

治疗心血管病

史大卓 **主审**

段文慧 杜健鹏 **编著**

全国百佳图书出版单位

中国中医药出版社

·北京·

图书在版编目（CIP）数据

史大卓治疗心血管病经验撷英 / 段文慧，杜健鹏编著 . —北京：
中国中医药出版社，2023.9
ISBN 978-7-5132-8294-9

Ⅰ.①史… Ⅱ.①段… ②杜… Ⅲ.①心脏血管疾病—
中医临床—经验—中国—现代 Ⅳ.① R259.4

中国国家版本馆 CIP 数据核字（2023）第 129060 号

中国中医药出版社出版

北京经济技术开发区科创十三街 31 号院二区 8 号楼
邮政编码 100176
传真 010-64405721
万卷书坊印刷（天津）有限公司印刷
各地新华书店经销

开本 710×1000 1/16 印张 9.5 字数 146 千字
2023 年 9 月第 1 版 2023 年 9 月第 1 次印刷
书号 ISBN 978-7-5132-8294-9

定价 48.00 元
网址 www.cptcm.com

服 务 热 线 010-64405510
购 书 热 线 010-89535836
维 权 打 假 010-64405753

微信服务号 zgzyycbs
微商城网址 https://kdt.im/LIdUGr
官 方 微 博 http://e.weibo.com/cptcm
天猫旗舰店网址 https://zgzyycbs.tmall.com

前　言

名老中医经验是中医的瑰宝，继承、学习名老中医经验可以使我们从中汲取中医之精髓，少走弯路，在有限的时间里有更大的进步，是学习中医的捷径。

史大卓教授，首都名医，岐黄学者，从事中医和中西医结合临床工作近40年，一直致力于读书、求知和临床实践。他跟随名医，博览古今方书，勤于思考，善于归纳创新。在继承前辈专家经验的基础上，致力于临床诊治疾病过程中的格物探索，在许多内科疾病，尤其是心血管病的诊疗方面都积累了丰富的经验，并形成了自己的特色，如平抑肝阳、重用活血利水治疗难治性高血压，祛瘀生肌解毒治疗急性心肌梗死，益气活血利水治疗慢性心力衰竭，祛风清热、活血调脉治疗快速性心律失常，解毒散结、调和血脉治疗动脉粥样硬化等，均获得了可靠的疗效，受到医患的广泛赞誉。

史大卓教授既注重临床实践，也重视理论研究。他一直跟随陈可冀院士进行血瘀证及活血化瘀研究，其后又制订了冠心病血瘀证诊断标准，使中医辨证更加客观化。他倡导临床病证结合、分期分阶段辨证施治，主张用现代科学技术方法拓展中医诊断疾病视野，如将现代检查手段发现的血小板活化、聚集和血栓形成纳入"血瘀"范畴，将炎症反应、组织坏死纳入"毒邪"致病范畴，将正常冠脉或冠状动脉粥样硬化狭窄基础上发生的冠脉痉挛，纳入寒邪、风邪致病范畴等。以上工作对中医及中西医结合临床疗效的提高和心血管疾病防治研究的创新发展起到了积极作用。

史大卓教授常说"用药如用兵"，用好中药的前提是熟谙药性，他善于用中药的四气五味、升降浮沉等药性来调整机体的阴阳盛衰、虚实寒热等，并根据不同脏腑的生理特性选方用药，注重药物的动静结合、升降相因、敛散相合，且常结合现代药理研究，加强用药的针对性。所以他组方精当，每味药物都有其不可替代性。

我们有幸成为史大卓教授的学术继承人，通过跟随老师出诊、查房、会诊等，收获颇丰，并深感老师经验的宝贵。为了系统总结史大卓教授的学术特点及治疗心血管疾病的临证经验，让更多中医及中西医结合医生、医学生能有所借鉴和提高，我们收集和整理了史教授治疗心血管疾病及疑难杂症的病案、专题访谈、讲课资料以及相关论文及著作等，分析、体会其临床辨证思路及组方用药的特点，总结、提炼，形成了此书。

本书从史大卓教授的学习工作经历、学术渊源、辨治心血管疾病临证学术特点和经验、治疗心脏病的中药及经验方等方面进行总结，并收集了史大卓教授治疗心血管疾病的典型病案，以西医病名为纲，进行讲解，以求能够全面反映史大卓教授在心血管疾病诊治方面的学术思想和临床经验。

本书得以编写完成，首先感谢史大卓教授，他将自己的宝贵经验无私地传授给学生，并在编写过程中给予很多指导。其次感谢北京市海淀区甘家口社区卫生服务中心杨朔和北京市宣武中医医院谭倩在跟师病例收集的过程中给予的大力帮助。再次由衷感谢中国中医药出版社张伏震老师，对全书内容及章节设计等方面提出许多宝贵建议，并对本书的出版给予大力支持。最后感谢秦泽琳、陈金亮为本书提出宝贵建议。

此书即将付梓，若该书的出版，对于广大中医、中西医结合临床医师的临床工作起到参考和借鉴作用，所愿可足。

段文慧

2023 年 2 月

史大卓治疗心血管病经验撷英

CONTENT 目 录

史大卓教授简介

史大卓，医学博士，二级教授，中国中医科学院首席研究员，中国中医科学院内科学术带头人，中国中医科学院心血管病研究所所长，中国中医科学院西苑医院心血管病中心主任，北京大学医学部和北京中医药大学教授、博士生导师，中国中医科学院阜外医院国家心脏病中心学术委员会专家。全国第十一届、十二届政协委员，九三学社中央委员，国家药典委员，第六批、第七批全国老中医药专家学术经验继承工作指导老师，贵州省扶贫专家。兼任世界中医联合会心血管病专业委员会会长，中国中西医结合活血化瘀专业委员会名誉主任，中国中西医结合杂志副总编，《环球中医药》杂志副主编，《中华心血管病杂志》编委，国际著名医学杂志phamacology in Frontier 副主编，eCAM 客座主编和 science report、Plos one、phytomedicine 等的特约审稿人。史大卓教授从事中医、中西医结合临床工作近 40 年，主编《中医内科辨病治疗学》《内科常见难治病中西医结合治疗》《中医老年病证治枢要》《心血管内科手册》《心脑血管病》《实用中医内科病证结合治疗》等 20 余本医学专著；在国内外发表学术论文 500 余篇，其中 SCI 收录 100 余篇。

一、学习及工作经历

史大卓教授于 1979 年至 1984 年就读于山东中医学院（现山东中医药

大学），获中医学学士学位；1984 至 1987 年在山东省菏泽市中医院内科工作，任住院医师。1987 年至 1990 年就读于山东中医学院中医血液病专业，师从顾振东教授，获硕士学位。1990 年至 1993 年就读于中国中医科学院中西医结合心血管专业，师从陈可冀院士，获博士学位。作为访问学者两次到美国哈佛医学院麻省总医院心血管实验中心学习。

史教授于 1993 年博士毕业后即在中国中医科学院西苑医院工作，1993 年至 1995 年，任心血管科主治医师，1995 年至 1997 年任副研究员，1997 年至今任研究员；1999 年被评为博士生导师；2000 年被评为中国中医研究院内科学术带头人；2006 年被评为中国中医科学院心血管病内科带头人；2008 年被评为中国中医科学院首席研究员；2013 年任中国中医科学院心血管病研究所所长；为第六批、第七批全国老中医药专家学术经验继承工作指导老师。

二、学术渊源

1. 临床自我学习成长

1984 年大学毕业，史教授被分配至山东省菏泽市中医院，任内科住院医师。那时基层中医院刚刚成立，大学毕业生很少，所以，刚走上工作岗位的史教授便挑起了中医内科的业务重担。基层医院临床内科没有分科，各种各样的内科病证患者接踵而至，然而对一些疑难病症，史教授常感所学不足。于是，他用一年左右的时间，重新认真学习了《实用内科学》《内科急症治疗》和《实用中医内科学》，熟悉了内科常见病、危重症的病理生理、诊断和治疗。经过一年多的临床实践和学习，临床诊疗水平有了明显提高。同时，他也深刻体会到，临床应摒弃门户偏见，无论中医还是西医，只要能治病救人，都应给予充分重视。正是通过那几年的刻苦钻研和临床磨炼，史教授打下了坚实的中西医临床基本功。史教授曾治疗一例肺心病合并严重心衰患者，用西医抗感染、强心、利尿及血管活性药物等治疗近半个月，心衰和休克状态始终得不到满意控制，一撤西药，血压便不能维持。后合用重剂黄芪生脉散加葶苈子、枳实、丹参、益母草、车前子、赤小豆等益气强心、活血利水，1 周左右患者便可下床缓慢活动，后病情逐渐稳定出院。通过这个病例，史教授看到了中西医结合的优势，更激发了他钻研中医的兴趣。他白天工作，晚上挑灯背诵方歌、药性，并精读了多部中医经典著作。采用中西医结合的方法治疗内科许多急危重症和慢性疾病，都获得较好的疗效，因此坚定了他走中西医结合之路的信心。

2.跟随血液病专家顾振东教授学习

为了进一步学习，史教授于1987年重返母校，师从山东中医学院附属中医院中西医结合血液病专家顾振东教授，从事中西医治疗急性白血病的临床和基础研究工作。顾振东教授1929年出生于山西省平定县，1955年毕业于山东医学院，师从著名中医学家山东中医学院附属中医院主任医师刘惠民先生。顾振东教授曾对多种中药进行临床抗癌研究，如莪术、农吉利、斑蝥、蟾蜍、黄药子、棉酚、守宫等。他根据急性白血病患者都有骨髓异常增生的潜伏阶段，待骨髓异常增生到一定程度，幼稚细胞大量进入血液后才突然发病的临床现象，提出了从"伏气温病"治疗急性白血病的设想。在顾振东教授的带领下，史大卓教授采用益气养阴、清热透毒方药，进行了基础实验和临床观察。实验研究显示，益气养阴、清热透毒方药可抑制骨髓幼稚细胞的增生，改善急性白血病小鼠的免疫功能。临床观察证明，该类方对改善急性白血病患者的临床症状、延长患者完全缓解的时间和减少化疗药物的毒副作用，具有较好的效果，此研究获得省级科研成果奖。通过三年的学习，史教授积累了治疗血液系统疾病的丰富经验。

3.跟随中西医结合专家陈可冀院士学习

1990年9月，史教授师从国内外著名的中西医结合专家陈可冀院士，攻读中西医结合心血管专业博士学位。

当时作为中国中医科学院西苑医院心血管科学术带头人的陈可冀院士在以活血化瘀为主辨证治疗冠心病心绞痛方面取得了突出的成果。陈院士认为冠心病心绞痛患者血小板黏附聚集、血栓形成、微循环障碍、动脉内膜增厚、脂质沉积、血管狭窄等病理改变，皆可影响血液的正常运行，导致血行不畅，滞而不行，因此可将其归属于中医"血瘀"的范畴；冠心病患者胸痛、舌色紫暗、瘀点瘀斑、舌下络脉曲张、口唇紫绀等，皆为瘀血的临床表征。陈院士将宏观表征与微观病理改变有机结合，认为冠心病心绞痛主要中医病机为"血脉瘀滞"，活血化瘀治法可作为中医治疗冠心病的基本治法。

史教授入学伊始，陈可冀院士就为他定了博士期间的研究方向：血府逐瘀汤制剂预防经皮冠状动脉腔内成形术后再狭窄的研究。这在国内中医药防治冠心病研究领域还属首次。20世纪80年代，经皮冠状动脉介入治疗（PTCA）是治疗冠心病的主要有效方法，自1977年开展此项手术后，在国际上迅速得到临床普及应用，但较高的再狭窄发生率限制了PTCA的远期临床效果。当时西医对如何预防再狭窄尚无真正有效的方法。陈可冀院士认为，再狭窄形成的许多病理环节如平滑肌细胞增生，血小板黏附、聚集，血栓形成等，与中医血瘀、血脉瘀滞的病理状态较为相似。故预防再狭窄形成，可选用理气活血方药。王清任的血府逐瘀汤是中医传统理气活血的代表方，以往研究证明可作用于再狭窄形成的许多病理环节，用此方结合西医常规治疗进行干预，可望收到一定的效果。

当时国内只有少数西医院具有开展此项临床工作的设备，中医医院还没有此项设备及技术，课题的难度可想而知。陈院士鼓励他："中西医结合就是要跟踪国际前沿，重复过去的工作没有价值。要创新，就要克服困难、勇于探索。"陈院士亲自带领史教授到北京医科大学第三医院，找到心脏介入治疗专家陈明哲教授、韩启德教授和毛节明教授，他们对进行中医药预防PTCA后再狭窄的研究十分感兴趣，无论在实验条件方面，还是在人员配备方面，都给予了极大支持，并参与指导制订了具体研究方案。他们后来都成为了史教授博士课题研究的指导老师。史教授经过两年多的艰苦努力，克服了重重困难，终于完成了课题。该课题研究证明：血府逐瘀汤制剂可预防家兔髂动脉血管成形术后再狭窄的形成，临床可以预防PTCA术后冠心病患者心绞痛的发生和改善患者的血瘀症状。史教授因此项研究于1993年获得医学博士学位。此后，李静同学、周亚伟同学和刘建勋教授等又利用此方制剂从细胞基因表达、脂质代谢和相关生物活性因子血浆浓度变化等方面，研究了本方制剂抗动脉粥样硬化和心肌缺血的机理，亦显示有良好的效果。此项研究于1996年获得国家中医药管理局科技进步一等奖，是我国中医药领域首次获得此项殊荣的研究成果。

4. 尊《黄帝内经》、仲景，崇李杲、清任

史教授的一大爱好就是读书，对历代名家经典著作反复研读，精要之处皆能背诵。《黄帝内经》(简称《内经》)《难经》《伤寒杂病论》《神农本草经》《濒湖脉学》《药性赋》《脾胃论》《景岳全书》《温病条辨》《临证指南医案》《医宗金鉴》《医林改错》等，都是史教授经常阅读的案头书。

对史教授影响较大的医家是张仲景、李杲和王清任，所以史教授在治疗内科病中善用升清补土和活血化瘀。史教授继承传统理论，结合前辈经验和自己长期的临床体会，倡导在脏腑辨证、气血辨证、六经辨证的同时，注重辨病位、病性、病势和疾病过程中的阴阳互根、互化，善用药物四气五味和升降浮沉的阴阳属性，而不仅是药物功效，去调整人体阴阳的盛衰，使之达到相对平衡，则疾病向愈。

在继承前人学术经验的基础上，结合长期临床实践经验和自身体会，史教授在中医和中西医结合诊疗冠心病、心功能不全、高血压病、心律失常等心血管常见病和类风湿关节炎、强直性脊柱炎等风湿性疾病，以及慢性肾炎、肾病方面积累了丰富经验，相继提出益气温阳、活血利水治疗慢性充血性心力衰竭，活血生肌、化浊解毒治疗急性心肌梗死，活血散结消癥治疗动脉粥样硬化，益气养阴、活血透毒治疗病毒性心肌炎，养阴清热补肾、搜剔经筋骨骺风寒湿邪治疗类风湿性关节炎，并制定了相应的系列方药，临床获得很好疗效，受到医患一致认可。

第一章 辨治心血管疾病临证学术特点

一、重视疾病的中医病因病机

病因病机是对机体疾病产生的原因和疾病发生、发展、变化机制的阐释。病因病机学作为中医理论的重要组成部分，早在《黄帝内经》中就已经认识到其重要性了，如《素问·至真要大论》载"夫百病之生也，皆生于风寒暑湿燥火，以之化之变也"，治病需"审察病机，无失气宜"。

同样是对疾病的认识，现代医学多从致病微生物（细菌、病毒）、物理或化学性因素及器官、细胞、分子、基因等方面的病理改变来阐释疾病。而传统中医学则将导致人体患病的因素概括为外感六淫、疠气、内伤七情、饮食、劳倦、外伤等，并采用审症求因、辨证求因或以效析因、取象比类、演绎推理等方法，阐释疾病发生发展过程。尽管两者认识病因的方法不同，但对象皆是患病机体，目的皆为求患病之因。

现代科学技术的发展，为现代中医病因病机研究提供了新的思路和方法。中医病因病机学的发展和创新，经反复临床实践检验逐渐凝练升华。史教授在中医疾病现代病因病机研究方面，倡导宏观和微观结合，辨病和辨证结合，以提高对疾病的认识水平。例如高血压的病机，以往多认为以肝阳上亢为主，现代医学发现，高血压患者存在内皮功能损伤、血管炎症反应、血小板活化、聚集等病理环节，而这些病理改变归属于中医"血瘀"的范畴。故史教授认为，高血压的病机多为各种原因导致的肝肾亏虚，血脉瘀滞，血脉不和。张仲景在《金匮要略》中对胸痹病机的认识可概括为"阳微阴弦"，即在正虚的基础上，痰浊瘀血痹阻心脉。而现代医学研究显示，急性心肌梗死在心肌坏死基础上发生心室重构，是导致心肌梗死不良预后的独立危险因素，与中医"毒"邪致病的特点（起病急骤、传变迅速、直中脏腑和腐肌伤肉）有相似之处。故急性心肌梗死的发病，存在"毒"邪致病或瘀毒从化联合致病的病因病机，瘀血阻滞脉络，血行缓滞或不循常道，溢出脉外，瘀久不消，组织器官变性坏死，则蕴化成毒。动脉粥样硬化是脂质在血管内皮下沉积，并引起慢性炎症，逐渐形成自内膜突出的斑块而导致血管腔狭窄。史教授根据这一病理特点，提出动脉硬化"痰瘀互结，血管微癥瘕"的认识，采用活血散结、化痰消癥法进行治疗，经临床验证有确切消减动脉粥样硬化斑块作用。

二、倡导临床病证结合、分期分阶段辨证施治

病证结合的诊疗模式是传统中医学临床诊治疾病的一种重要方法，是经过长时间的积累和探索，逐渐完善、丰富起来的，随着对病证认识的不断深入，病证结合的内涵不断发生着变化。病证结合一般可分为传统病证结合和现代病证结合两类。

秦汉时期是病证结合的萌芽时期，《内经》和《五十二病方》中记载了多种病名以及辨证论治的具体方法。张仲景在治疗伤寒病及内科杂病时，既辨病又辨证，既强调专方，又重视辨证论治，进一步完善了病证结合理论体系。《伤寒论》和《金匮要略》中多以"辨某某病脉证并治"或"某某病脉证并治"为篇名，这种篇名的命名风格，恰是张仲景病证结合思想的重要依据之一。

现代病证结合即通过现代技术手段对疾病进行明确的诊断，弥补中医学在诊断判定和疗效评判方面的不足。在明确诊断的基础上，对疾病某个阶段进行中医"证"的概括。现代病证结合能够充分发挥中西医两种医学体系各自在诊断、治疗方面的优势。以疾病为对象，从整体把握疾病病因、发展、预后；以证为对象，可针对现阶段疾病所表现出的病位、病性、病势以及兼夹证的不同，针对性用药。

西医着眼于疾病病理变化的全过程，中医的证是机体在疾病发展过程中某一阶段的病理概括，包括病因、病位、病性、邪正关系等，即证所揭示的是疾病某一阶段的主要矛盾。将中医辨证与西医辨病结合，可从不同侧面剖析疾病的本质，为探索和筛选更全面、恰当有效的治疗方法提供依据。现代临床内科疾病多是以区别于其他病的病理生理改变而诊断命名的，它们有自己独特的病理演变和发展规律，其病位、病理特性大多能通过理化手段认识清楚。在疾病发生发展的某个特定阶段，病理变化基本一致，反映在临床上的症状亦大多类似。这种共性反映在中医临床病证结合治疗上，亦当有规律可寻。所以史教授指出，中西医结合不能仅限于用科学技术证实中医的科学性，更重要的是要将两种医学思想、方法结合、融合；临床西医诊断加中医辨证论治不是真正的中西医结合，在病与证之间探求西医疾病不同阶段的病理特点与中医证候（症状和体征）的共性，用现代技术拓展中医诊断视野，去认识问题和分析问题，才能更好地用中西医结合方法解决临床防病治病的问题，才是真正的中西医结合。根据现代西医内科疾病病理生理特点，他提出中医临床分期、分阶段辨病和辨证结合治疗的学术观点。

将西医疾病诊断与中医辨证相结合的病证结合临床诊疗和研究模式是重要的中西医结合模式，其在临床中的广泛应用对中医学的发展做出了巨大贡献，充分体现了中西医两种医学的优势互补，是中西医两种医学有机结合的表现形式，有助于从宏观和微观多层面认识疾病，对疾病把握更准确，有助于提高临床疗效。

传统中医因疾病的诊断不明确，治疗作用靶向不清晰，所以难以客观评价临床疗效。而病证结合的研究模式更有利于客观评价中医药学对病及对证的"双重"疗效，进而使治疗靶点更加明确，疗效稳定可重复。如高血压病，西医治疗针对的是患者共性的问题，血压升高用降压药物使血压降至正常范围，但有时症状改善得并不明显。中医治疗则通过辨证，根据患者的阴阳偏盛及兼夹风、火、痰、瘀、虚的不同进行高度个体化的诊疗，可明显改善患者的症状，然而多数情况下血压指标恢复得却并不满意。此时通过病证结合的治疗模式既可降低血压指标，又可明显改善患者的头晕、头痛等症状。对于部分疾病，患者仅表现为指标异常而无相关症状、体征，单纯用中医辨证论治常常让人感觉无从下手，无证可辨。然而病症结合的诊疗模式恰可解决这种局面。对于心脏神经官能症等功能性疾病，西医没有非常有效的治疗方法，这种情况则可以采用病证结合的诊疗模式，从证来论治。

病证结合的模式不仅关注证候疗效，更注重疾病的疗效评价，即现代医学中疾病的病理机制是否能够得以改善。如治疗高血压，不仅仅需要改善患者的头晕头痛等症状，还要使患者降压达标，同时兼顾心、脑、肾等重要靶器官的保护。治疗冠心病，不仅要控制心绞痛的发作，同时要促进侧支循环的建立，延缓动脉粥样硬化的进展。治疗心力衰竭，不仅要改善喘憋、水肿等症状，同时要预防并发症的发生，改善心室重构。血脂异常的治疗，不仅要降脂，更要改善和延缓动脉硬化的进展。

史大卓教授认为，病证结合不是西医诊断与中医证型的简单对号入座，它是运用中医理论去认识现代科学技术方法所观察到的疾病的病理生理改变，探讨疾病辨治规律的一种方法，辨病指导下的中医治疗较辨证论治更有针对性和可重复性，可显著提高临床疗效。

西医疾病的某个阶段、某种类型的病理改变大致相同，多表现为大致相似的症候群。这种一致性就决定中医辨证施治时有规律可循，是病证结合的基础。在临床中常常有同病异治和异病同治的情况。异病同证同治，即西医诊断虽然不同，但可以出现相同的证候，故治法方药亦相似；异病同证异治，即因疾病不同，虽证候相同，仍属同中有异，因而治疗亦有不同；同病异证同治，即同一种疾病，虽证候不同，但因其关键病理环节相同，因而治疗亦大致相同，如心绞痛发作时用速效救心丸、麝香保心丸、复方丹参滴丸等治疗即是此种情况。史教授认为：任何一种疾病，因环境、体质、禀赋及发展阶段不同，皆会表现出不同的证候，并非几种证型所能概括的。简单分型在一定程度上会掩盖疾病的复杂性、多变性，引导医者思维趋向单一和片面，还会妨碍中医临床治疗效果的提高。例如冠心病在中医教材中多将其分为心血瘀阻、心肾阴虚、痰浊壅塞、寒凝心脉等证型，而在临床中冠心病患者因环境、发展阶段等因素不同，会表现出各种各样的"证"，远非几种"证型"能概括。

许多慢性病都有相当长的潜伏期，或虽无临床症状，而病理变化却在进展。如高血压性心脏病，早期并无症状，然而随着高血压病程进展，患者可逐渐出现活动后胸闷胸痛或喘憋症状，此时往往已出现心室壁肥厚、左心室扩大、左室舒张功能减低等。若在出现症状后再去针对性治疗，往往无法逆转其病理改变。史教授认为，中医可依据高血压病理变化的特点，应用活血化瘀方药，改善心肌重构，延缓高血压性心脏病的进展。

张仲景在《伤寒论》中就强调病脉证并治，在此思想指导下，史教授根据疾病的病理特点，结合中医辨证，创新了部分心血管疾病的治法。如缓慢性心律失常，基本病机多为阳虚寒凝，且必存在血脉不和，以致节律紊乱，故临床治疗应注重温心阳、补心气、和血脉，使脉气相顺接方可恢复正常心律。快速型心律失常者多为气虚、阴虚、心脾两虚、虚热扰心，临床用清热宁心安神法，另注意调和心脉使脉气顺接是治疗的目的。急性心肌梗死的基本病机为气虚血瘀，但多数患者急性期内除胸闷、胸痛外，往往兼有便秘、口气臭秽、口苦、心烦等热毒之象，即存在"瘀久化热，酿生毒邪"这一病理变化，毒瘀搏结是急性心血管事件发生的关键环节，所以在传统益气活血治法基础上，加用清热解毒药可减少心血管事件的发生。高血压患者血管张力增加、血小板活性增高，易于黏附、聚集，中医认为这些病理改变为血瘀表现，因此，以活血化瘀、调和升降治疗高血压，可降低血压变异性，保护靶器官。慢性心力衰竭常以心气（阳）虚为本，瘀血水饮停聚为标，临床当以补益心气、温振心阳、活血利水为法治疗。其中慢性心衰、冠心病等的治法被纳入行业重点专科临床路径和中医诊疗规范，被纳入《冠心病稳定性心绞痛中医临床诊疗指南》中。

史教授临床善于结合现代药理研究加强用药的针对性。例如治疗高脂血症时，在辨证基础上选用现代药理研究证实可调节血脂的药物，以增强降脂效果。虚证可选何首乌、桑寄生、灵芝；湿热者可选泽泻、茵陈；血瘀者可用生蒲黄、姜黄、丹参；肝火旺盛者加菊花、决明子；脾虚者可选陈皮、白术。又如急性冠脉综合征病理改变以粥样斑块破裂出血、急性血栓形成为主，中医认为，血栓及大量释放的坏死物质是瘀毒之邪，而毒邪与炎症反应相关，故急性期可选用现代药理证实有抗炎作用的药物，如大黄、黄连、红花、丹参等。心功能不全患者可用大剂量黄芪及人参、西洋参等以增强心肌收缩力。

三、善用药物自然属性调整机体

史教授认为，中医治病之道，贵在明脏腑生理病理特点，谙阴阳气血生化之机，熟药物七情和合之性，用自然药物的阴阳属性调整机体阴阳的偏盛偏衰，从者逆治，逆者从治，燮理阴阳，以平为期。在此基础上，结合现代医学生理、病理及药理研究的成果，有助于提高中医的临床疗效。

"阴阳者，天地之道也……治病必求于本""阴平阳秘，精神乃治"，可见，阴阳调和是人体健康的根本，失之则百病丛生。在临证中，需明辨虚实，慎察阴阳，阴阳有互根、互化之性，所以在用药时，不仅仅应用药物的功效，更善于用药物的四气、五味和升降浮沉的阴阳属性，去调整疾病阴阳的偏盛偏衰，使之达到相对平衡，疾病向愈。

脏腑都是具有阴阳两方面的有机统一体：如肾阴和肾阳、肝体和肝用、脾升和胃降、心血和心阳等。史大卓教授强调在治疗疾病时要紧紧把握脏腑阴阳属性的两个方面，不可偏执一端。比如慢性心衰，中医学认为心力衰竭多属本虚标实，本虚主要指气虚，常兼有阳虚、阴虚，标实则主要指血瘀、水饮、痰浊。心衰的早期表现多为活动后气短胸闷，随病情进展，症状逐渐加重，出现气短，稍动即喘或喘息不能平卧、纳差、腹胀，下肢水肿，畏寒肢冷或口干喜饮等，根据这个病情演变过程，史教授认为心力衰竭早期多由上焦心肺受损开始，继而损及中焦脾胃、下焦肝肾，五脏传变可复损上焦心肺，最终致真气耗竭，阴阳离决以致死亡。其基本病机以心气虚、心阳虚为本，可逐渐发展为五脏元气虚损，以气滞、血瘀、痰饮、水邪为标。即使在心衰早期，虽患者尚没有明显阴虚症状，但可能存在阳损及阴的潜在病机，且补心气、温心阳等辛温燥药物的使用和利尿剂的应用，均可伤阴液，所以常在应用甘温补心阳心气时，稍佐养阴酸敛的麦冬、五味子等使阳气内守，以贯血脉、运血行。又如高血压患者，在血压控制不良时多伴头晕头胀、耳鸣或听力下降、性情急躁、面红、口苦、脉弦等肝阳上亢的表现，治疗时，轻症可选菊花、钩藤、白蒺藜等清热平肝之品；而对于肝阳暴涨者，可选潜镇之品，如珍珠母、石决明、龙骨、牡蛎等重镇潜阳之品。"肝为刚脏"，愈镇愈烈，肝体阴而用阳，故治肝最讲究阴阳平衡，在平肝潜阳之时需注意酌加柔肝养肝之品，如白芍、生地黄、山萸肉、枸杞子等。又如，川牛膝与葛根为史教授治疗高血压常用的对药，川牛膝性善下行、入血分，葛根轻扬升散、入气分，两药相合，一升一降，调和气血。

四、主张用现代科学技术方法拓展中医诊断疾病视野

辨证论治以望、闻、问、切四诊为基础，但人的感官只能观察疾病的外在表象，医者通过推理分析阐释疾病的内在变化。史教授倡导将现代科学技术方法发现的病理生理改变纳入中医辨证范畴（即微观辨证），以丰富和拓展中医诊察疾病的视野。史教授强调把中医整体辨证和疾病病理生理变化辨识相结合，即辨病和辨证要宏观与微观结合，在传统中医宏观辨证的基础上，运用现代科学技术方法对各证候内在的生理、病理变化进行研究，为临床提供可量化辨证的依据；另一方面，他强调现代医学病理生理变化和中医的辨证理论认识有机结合，把西医理化诊断纳入到中医辨证的体系，借助现代科学技术延展中医四诊的视野。贯穿疾病基本病理改变的辨病论治和整体认识指导下辨证论治的结合，会对疾病病理生理变化有更清晰的认识，由此而进行的治疗也会获得更理想的效果。

微观辨证是实现中医辨证客观化、规范化的重要途径。微观辨证能使我们更深入地探讨病证的病理生理基础，更直观地认识疾病的本质，更有效地进行中医药干预，更客观地评价中医药的临床疗效。如史教授将现代检查手段所发现的血小板活化、聚集和血栓形成纳入"血瘀"范畴，将炎症反应、组织坏死纳入"毒邪"致病范畴等，提出活血解毒治疗急性冠脉综合征的新思路，在活血化瘀基础上，配伍清热解毒药物，如大黄、黄连、虎杖等，通过抗炎等作用，有效干预炎症反应，稳定斑块，提高急性冠脉综合征的中医治疗效果。变异性心绞痛的发病机制多为在正常冠脉或冠状动脉粥样硬化狭窄基础上发生冠脉痉挛所致。血管痉挛，传统中医认为多为寒邪、风邪所致。"寒性收引"，遇寒血管痉挛，患者多存在阳气不足，或遇寒邪侵袭而发病，多表现为恶寒、怕冷，尤其是胸前膻中穴、背部心俞穴周围，还可见手足不温、指甲紫暗等，夜间或冷天外出时易发作

心绞痛。中药治疗宜以芳香温通、急开其痹为大法。开痹之法，唯气味芳香、性温善通之药方可达到速效止痛的目的。而在心绞痛缓解时，治疗应以益气温运心阳为主，佐以活血化瘀治疗。风证之血管痉挛多为肝肾亏虚、肝阳上亢、虚风内扰、横逆血脉，此类患者多伴有高血压，根据其为肝阳上亢或肝肾阴虚之不同，遣方治疗可在天麻钩藤饮、杞菊地黄丸的基础上，加白芍、僵蚕、全蝎、秦艽等柔肝息风解痉之品，合丹参、红花、川芎等活血化瘀、调和血脉药物进行治疗。又如难治性高血压者病程长，存在靶器官损害或合并其他相关临床疾病，多存在微循环障碍、血小板功能异常、肾素－血管紧张素－醛固酮系统的激活，肾血管收缩，肾血流量减少，进而出现钠水潴留。这些恰是血瘀证及水饮内停的临床表征，治疗时必当伍用活血化瘀药，如丹参、牡丹皮、地龙、赤芍、白芍、虎杖等，以及泽兰、益母草、赤小豆、车前子等活血利水药，可明显提高降压效果，保护靶器官。

中医标准化的发展，宏观辨证和微观辨病有机结合，应是中医相关诊断标准的核心。史教授认为，每种疾病都有自身的病理生理特点，每种疾病也有不同于其他疾病的宏观表征和微观理化指标变化规律，这就导致不同疾病的血瘀证临床表征各有不同。长期以来，病证结合血瘀证诊断及疗效评价标准的缺失，不仅严重限制了血瘀证及活血化瘀研究的发展，也严重影响了心脑血管疾病等以血瘀证为主要证型的重大疾病中药临床疗效的客观评价，成为活血化瘀新药研发及中医药行业标准化、客观化发展的关键科学问题。基于以上问题，史教授带领团队相继制订了冠心病血瘀证诊断标准、介入术后冠心病中医证候诊断标准、冠心病稳定期因毒致病的辨证诊断量化标准和实用血瘀证诊断标准，得到行业的普遍采用，推动了中医规范化发展。其所主编的《中医内科辨病治疗学》《实用中医内科病证结合治疗》等专著，系统阐释诊治疾病过程中宏观和微观的结合方法，对推动现代中医临床发展产生了积极作用。

五、继承并结合现代临床创新心血管疾病治法

张仲景《伤寒论》强调病脉证并治，在此思想的启发和指导下，史教

授创新了部分心血管疾病的治法。

如缓慢性心律失常，目前认为基本病机多为阳虚寒凝，治疗多以温通心阳为主，多选用麻黄、细辛、桂枝、附子等提高窦房结自律性，改善房室传导，增加心率。史教授认为，阳虚多为气虚之渐，单纯心阳虚较为少见，多为在心气虚的基础上发展而来，所以温通心阳的同时，一定要补心气、宗气，气阳并补，才不致温散耗气。心阳为全身阳气之主，具有温煦全身、温通血脉、主神使神机焕发等功能；肾阳为阳气之根，具有蒸化水液、促进生殖功能，温助其他脏腑等功能。心阳对肾阳具有统帅、温煦作用，肾阳对心阳具有化生资助作用。故温阳需要心肾并温，即使没有明显的肾阳虚症状，亦应酌情配伍温肾药，如淫羊藿、补骨脂、巴戟天、菟丝子等。在传统阳虚寒凝病机认识基础上，史教授认为缓慢性心律失常患者必存在血脉不和，以致节律紊乱，治疗中当注重活血通脉、和畅血脉，使脉气和调顺接，方可恢复正常心律。

史教授认为，顽固性心绞痛患者以虚、瘀、痰互结互化为基本病机。根据病机特点，气虚为本，在辨证处方时补宗气、元气之品共用，如人参、黄芪并用，且补气药物剂量可逐渐增大，如黄芪可用到 30～90g，党参30g，以补养心气、鼓动心脉。生黄芪甘温补气，性善走而不守；党参甘温，上补肺气，中补脾气，且黄芪还具有化腐生肌的作用，能促进新生肌肉的生成，并能促进冠状动脉侧支循环的形成。"久病及肾"，故可加补骨脂、桑寄生、淫羊藿、巴戟天等以补先天之气。且在此基础上加用破血逐瘀、搜剔通络之品。心绞痛发作频繁且疼痛明显时，可在活血化瘀基础上加用破血逐瘀之三棱、莪术、水蛭、虻虫、乳香、没药、桃仁等，但破血药久用必伤人正气，故心绞痛缓解后即应减量，长期应用当选择养血活血药。化痰常选择陈皮、半夏、茯苓、白术等，且痰随气消，可加香附、川芎等以条达气机。

急性心肌梗死的基本病机为气虚血瘀，但多数患者急性期内除胸闷胸痛外，往往兼有便秘、口气臭秽、口苦、心烦等热毒之象，即存在"瘀久化热，酿生毒邪"这一病理变化，毒瘀搏结是急性心血管事件发生的关键环节。所以在传统益气活血治法基础上，还应注重祛血脉之邪毒，常用大黄、黄连、虎杖、金银花、连翘等清热解毒药，可减轻急性期炎症反应，减少心血管事件的发生。中医外科常用祛腐生肌法治疗痈肿疮毒，史教授善于把此法应用于急性心肌梗死的治疗，在祛瘀毒、浊毒的基础上，辅以祛瘀生肌药，如三七、血竭、酒军、土茯苓等，对促进心肌梗死的愈合、改善预后，亦有一定作用。祛腐生肌法治疗急性心肌梗死有三方面的作用：一可修复坏死心肌周边的缺血心肌，二可促进侧支循环的形成，改善供血，三可促进冬眠心肌和顿抑心肌的恢复，改善心功能。

高血压基本病机为肝阳上亢，高血压患者血管张力增加、血小板活性增高，易于黏附、聚集，中医将这些病理改变纳入血瘀证范畴，故在平肝潜阳基础上加用活血化瘀药可降低血压变异性，保护靶器官。

六、注重调理脾胃气机和补泻脾胃的不同

脾为"后天之本""气血生化之源"，李东垣在《脾胃论》中有"脾胃之气既伤，而元气亦不能充，而诸病之所由生也""脾胃不足，不同余脏，无定体故也。其治肝、心、肺、肾有余不足，或补或泻，惟益脾胃之药为切"之论，即脾胃损伤必然导致各种疾患，心血管疾病也不例外。脾胃功能强健，水谷精微生化之源充足，全身脏腑得以濡养，则五脏安和。史教授推崇李东垣升清补土的思想，在心血管疾病、脾胃病及内伤杂病的预防和治疗中，时刻注意顾护脾元，以利恢复和维护脾胃的升降适度。

脾胃功能异常包括脾气虚弱、升降失司、不能泌别清浊，水湿、痰浊内生，脾不统血或气虚运血无力而致瘀。史教授调理脾胃之法归纳起来总以升清降浊、燥湿化痰、补气活血为基本大法。

"脾主升清降浊"，若脾升清降浊的功能异常，将导致元气不足，浊气不降而为阴火。李东垣在《脾胃论》中有"大抵脾胃虚弱，阳气不能生长，是春夏之令不行，五脏之气不升……汗之则愈，下之则死。若用辛甘之药滋胃，当升当浮，使生长之气旺，言其汗者，非正发汗也，为助阳也"，升麻、柴胡、葛根、防风等辛温之药可升发阳气，使脾胃之气升浮，随着阳气的升发，浊阴势必下降。史教授受李东垣脾胃学说的影响，认为脾升清降浊的功能当中，升清的作用更加重要，清气升发在上，则水谷之精微得以布散、濡养脏腑，脏腑功能维持正常。所以在治疗脾胃虚弱证时，史教

授不单纯益气健脾，在补气时善于使用升浮之风药，补气而不壅滞，升阳而不伤元气。补气升阳多用黄芪、党参、升麻、柴胡、羌活、防风、葛根、荷叶等。对于清气不升，浊阴不降，出现胸闷腹胀、食少纳呆、呃逆嗳气者，加旋覆花、代赭石、枳实、厚朴、黄连、大黄、木香等和胃降浊。

临床中，单纯脾气虚或脾阳虚较少，脾虚水谷不化，可致水湿内生，表现为倦怠乏力，胸脘痞闷，泛恶，口中黏腻，腹泻、水肿、尿少、小便浑浊、大便溏泻，女性白带多等，舌胖大有齿痕，苔水滑，脉象缓、濡等，史教授根据水湿所在的部位，或以藿香、佩兰、石菖蒲芳化上焦之湿；或用苍术、白术、陈皮、砂仁、半夏、厚朴、白蔻等行气宽中，燥中焦之湿；或用泽泻、车前子、通草、竹叶使湿邪从小便利出。湿聚日久，蕴而化热者，治疗当注意以清透或清解为宜，应选用蒲公英、连翘、败酱草等辛凉清解药，以清解郁热，而不应用黄芩、栀子、石膏、知母等苦寒清热药，以免败伤脾胃之气。脾喜润恶燥，健脾之药多温燥，合并水湿者又用燥湿、化湿、渗湿之品，故可酌加北沙参、麦冬、生地黄、玉竹等滋阴柔润之品以滋脾。

脾虚既可因"不统血"而致出血，又可因气虚运血无力，日久瘀血内生。对于气虚血瘀者，治疗当益气活血化瘀。此种类型患者因虚致瘀，用药当益气与活血并重，或补气力度可更强，"气行则血行"，史教授常用黄芪30～60g，党参15～30g。且活血化瘀药的选择，当注意活血而不伤正，常用当归、川芎、丹参、三七、橘络、丝瓜络、郁金等活血通络。

七、善于灵活应用活血化瘀药

《灵枢·口问》载："夫百病之始生也，皆生于风雨寒暑，阴阳喜怒，饮食居处，大惊猝恐，则血气分离，阴阳破败，经络厥绝，脉道不通，阴阳相逆，卫气稽留，经脉虚空，血气不次，乃失其常。"《素问·痹论》中有"病久入深，营卫之行涩，经络时疏，故不通"，由此可见，无论外感、内伤，新病、宿疾，瘀血内阻都是常见的致病因素。对于血瘀证的治疗，《血证论》中写道："凡有所瘀，莫不壅塞气道，阻滞生机，而发阻新血之生，故血症总以祛瘀为要。"

活血化瘀法能够疏通、平衡脏腑血气，使气机升降有度，血流畅通。史教授传承陈可冀院士活血化瘀思想，善用活血化瘀药治疗心血管疾病及内伤杂病，他主张应根据血瘀的成因、症状、兼夹证等采取不同的治法，如益气活血、理气活血、温阳活血、散寒活血、清热解毒活血、凉血祛瘀、活血利水、活血通络、破血逐瘀等。

1. 补气活血与理气活血

史教授在活血化瘀时重视气血关系，气为血之帅，气行则血行，根据疾病正邪关系，或补气活血，或理气活血。对于"元气既虚，必不能达于血管，血管无气，必停留而瘀"者，为久病耗伤，宗气、元气亏虚，血脉瘀滞。此时，气虚为本，当用人参、党参、黄芪、西洋参等补气扶正。补气药的剂量应大，史教授常用黄芪30～120g，党参20～30g，在此基础上加活血化瘀药。《寿世保元》："盖气者，血之帅也，气行则血行，气止则血止，气温则血滑，气寒则血凝，气有一息之不运，则血有一息之不行。"气滞血瘀者，史教授多选血府逐瘀汤加减以理气活血。

2. 温阳活血

阳虚是在气虚基础上进一步发展，出现阳气虚少，即阳虚者必同时有气虚，阳（气）虚，运血无力或血脉凝滞不畅，多存在血瘀之证。血得温则行，得寒则凝，故治疗阳虚血瘀者，组方当温阳益气为君，活血化瘀为臣，且活血化瘀药多选择辛温之当归、川芎、红花等。"寒者热之"，寒邪收引经脉，凝滞气血而导致气血瘀滞。这里所指的寒凝为外寒客络，阳气受困，治疗当以温经通阳，活血通脉为法，常用桂枝、附子、肉桂、细辛等。

3. 活血解毒

毒邪分为外感六淫之邪毒和内生之毒，这里主要指内生毒邪，《金匮要略心典·百合狐惑阴阳毒病脉证治篇》"毒者，邪气蕴蓄不解之谓"。脏腑功能失调，气血运行紊乱，导致机体病理性代谢产物不能及时排出，蕴积体内，化热生毒，进一步可耗伤气血，灼伤津液，损伤脏腑。可见毒邪既是病因，又是内伤疾病的病理产物，也是导致病情发展变化的病理因素。

动脉硬化性心血管疾病发生发展过程中，在动脉硬化基础上的血栓形成属中医"血瘀证"范畴，而血栓形成与炎症是密切相关的：血小板除参与凝血止血和血栓形成的过程，其活化也可介导炎症细胞趋化、黏附和浸润，导致组织损伤；而炎症因子的释放又可诱导血小板黏附聚集和血栓形成。

急性冠脉综合征患者斑块破裂、血小板活化、黏附聚集、血栓形成以及引发的一系列炎性反应，以及血管闭塞所致的组织缺血缺氧坏死、炎症瀑布反应，与中医"毒"邪致病起病急骤、传变迅速、直中脏腑和腐肌伤肉等特点相似，这一过程可总结为"因瘀致毒"。从临床特点来看，很多急性冠脉综合征患者除胸痛外，常见口苦、口气臭秽、心烦、大便干结、舌苔黄厚腻或黄燥等热毒表现，故用瘀毒理论来解释急性冠脉综合征的中医病因病机，更有利于指导中医治疗。对于此类患者，史教授多投以清热解毒活血之剂。对于在上之热毒，当清解，可予四妙勇安汤或冠心Ⅱ号方（陈可冀院士经验方）合黄连解毒汤、葛根芩连汤。而对于在下之热毒，当泄热，在活血化瘀方药基础上合大黄、虎杖等。治疗热毒血瘀证时，可选择凉血活血祛瘀之生地黄、牡丹皮、赤芍等。而清热解毒药不可过用，以免凉遏血脉，致血行不畅，使热毒虽清但瘀滞更甚。

4. 破血逐瘀

对于冠脉多支病变所致的顽固性心绞痛，发作频繁且疼痛明显，以常规养血活血药难以达到理想效果，可在活血化瘀基础上加三棱、莪术、水蛭、虻虫、乳香、没药、桃仁等破血逐瘀药。史教授在治疗冠脉多支病变、支架后再狭窄等患者时，常用莪术与当归、川芎、丹参、桃仁、赤芍等活血化瘀药配伍，往往能达到很好临床疗效。莪术始载于《开宝本草》，其中言莪术："主心腹痛………吐酸水，解毒，食饮不消。"《本草备要》记载莪术能"破气中之血，消瘀通经，开胃化食"，王好古在《汤液本草》中记载："蓬莪茂色黑，破气中之血，入气药发诸香，虽为泄剂，亦能益气，故孙用和治气短不能接续。所以大小七香丸、集香丸散及汤内多用此也。"蒋溶曰："破气中之血，血涩于气中则气不通，此味能疏阳气以达于阴血，血达而气乃畅，故前人谓之益气。"现代医学研究亦证实莪术具有抗血小板聚集、抗炎、抗氧化、保护血管内皮、调脂等作用，史大卓团队对莪术组分涂层支架进行动物实验，显示其可有效抑制血管内膜增殖，具有良好的生物相容性。

在其他慢性病的治疗中，也会用到破血逐瘀药，如史教授认为肝硬化的病因病机为湿热困脾，湿浊顽痰凝聚胶结，蕴结血分，毒瘀互结，阻遏气血，气血凝聚而为癥瘤。肝硬化之血瘀不同于一般血脉不利，其瘀血盘结，聚结日久，非破血通络法不能改善其病理改变。故遣方用药时在益气运脾，清化湿热的同时，选用丹参、炙山甲、桃仁、当归尾、土鳖虫等活血通络散结。

"气以通为补，血以和为贵"，史教授谨遵古训，治疗瘀血重症应用破血逐瘀药时，注意用量以及用药时间，以防攻伐过甚而伤正。用破血逐瘀法治疗顽固性心绞痛及支架后再狭窄，当注意其基本病机中往往存在心气不足或心阳不振这一环节，故可根据正虚情况使用益气或益气温阳药，既扶助正气，防止破血药药性峻猛而伤正，又可增强行血之力。

八、重视舌诊和脉诊有机结合

舌诊为中医望诊中的重要组成部分。通过对舌形、舌质、舌苔、舌下络脉等的观察，可判断患者阴阳、表里、寒热、虚实情况，是辨证的重要依据之一，也是判断疾病轻重和预后重要、直观的依据。

"舌为心之苗"，手少阴心经别络系于舌本。心主血脉，舌的脉络丰富，心血上荣于舌，所以人体气血的运行情况可以反映在舌质的颜色上。心主神明，舌体的运动又受心神的支配，因此舌体运动是否灵活自如，语言是否清晰，与神志活动密切相关。舌为脾之外候，足太阴脾经连舌本、散舌下，舌居口中司味觉。舌苔是由胃气熏蒸谷气上承于舌面而成。舌体又赖气血的充养，故舌象能反映气血的盛衰。

而脉象与脏腑气血密切相关。心主血脉，心气推动血液循行于脉中。脾主统血，血液的循行有赖于脾气的统摄；肝主藏血，有调节血量的作用，肝主疏泄，有助心行血的作用；肾藏精，精化气，是人体阳气的根本，而且精血同源，精是生成血液的物质基础之一。所以脉象可反映五脏功能正常与否。

史教授临证时重视舌诊与脉诊的有机结合。有的患者不能很准确表述其症状，或者因治病心切而夸大症状，这就需要医生结合舌脉进行准确辨证。如冠心病痰瘀证，在舌诊方面，血瘀证以舌质青紫为典型表现，痰证则以苔腻为特征。然而临证中，痰瘀证有的兼见气虚或阳虚表现，有的兼有寒邪凝滞，有的兼有热象，这就需要结合患者舌、脉、症方能准确把握。如舌体胖，舌质暗，苔腻，脉沉弦有力者，为痰瘀互结，阻碍心阳之证，治疗当以宣痹通阳，化痰活血为法，用瓜蒌薤白半夏汤合冠心Ⅱ号方加减治疗；如苔厚腻而少津，为痰瘀互结，蕴而化热的表现，当加金银花、连翘等清热之品；如舌紫红，为郁热入于血分，当加清血分郁热药，如赤芍、玄参、生地黄等。舌体胖，舌质暗，苔腻，脉沉细无力，为心气虚，心阳不振，痰瘀互结之证，治疗当益气宣痹通阳，活血化痰为法，此时当用党参、黄芪等益气之品，可根据患者气虚程度，黄芪用量 30～90g，对于个别气虚重者可加大量到120g。如苔腻，舌质淡暗，有畏寒者，为阳虚表现，需加桂枝温通心阳，并可加大薤白用量，以宣痹通阳。附子虽可温阳，但药性偏燥，易耗气伤阴，短时间应用尚可，冠心病患者切不可长期应用，以免伤正气。

又如，在不少冠心病或心脏神经官能症患者中，虽有神疲乏力、气短懒言，但并不说明这些患者都为气虚证，如果寸关脉弱而缓，脉来势不盛者，为虚证，而寸关脉有力或来势较盛者，史教授认为当属于气滞或阳气郁滞之证，此时切不可仅凭气短的症状就用大量补气药，而应该理气。

九、临证组方特点

史教授认为，治疗疾病，不能仅利用药物的功效，而是要善于用中药的四气五味、升降浮沉等药性来调整机体的阴阳盛衰、虚实寒热等。所以，临证组方需在病证结合理论指导下，根据不同脏腑的生理特性，选方用药宜动静结合、升降相因、敛散相合。

1. 顺从脏腑特性

《金匮要略·脏腑经络先后病脉证》中有"五脏病各有所得者愈，五脏病各有所恶，各随其所不喜者为病"，即临证用药顺脏腑之"性"为补。五脏各有其不同的生理功能及特性，即使同为阳虚，又可因心阳虚、脾阳虚、肾阳虚的不同而组方思路不同。心为君主之官，主血脉，心阳的生理功能为温通血脉，温运血行，故治疗心阳虚之胸痹、心水，多辛温与甘缓相合，辛甘化阳，温补心阳，甘温尚有益气的作用。阳虚多为气虚之渐，补心阳需以补心气为基础，心气充沛，心阳振奋，方可温运血脉。不能单一温通，因温心阳的目的在于运血脉，使血脉畅达，不像补脾阳注重守中、补肾阳（气）注重潜藏。一味温补，则阳气郁滞而不运。同样，治疗心阴虚时，用药需甘寒而不滋腻，且心阴虚患者多表现为心悸、怔忡、失眠等，故滋心阴需佐以调和血脉、养心安神药，如生地黄、白芍、酸枣仁、柏子仁等。而治疗肾阴虚时，多用味厚滋补之品，如熟地黄、山茱萸、龟甲、鳖甲等。

2. 动静结合

史教授临床组方用药注重动静结合，这一组方思想源于张仲景。如治疗心动悸、脉结代的名方炙甘草汤就是动静结合、阴阳兼顾的代表方。方中重用滋阴养血之生地黄为君，以阿胶、麦冬、火麻仁等滋阴养血药和人参、大枣、炙甘草等益气健脾药共为臣，佐以温心阳、通血脉之桂枝、生姜。诸药合用，奏益气滋阴、通阳复脉之功。

滋阴养血药多为静药，而理气、活血、利水药以及具有辛散作用的药物属动药。在组方时，动静结合，则补而不滞，祛邪而不伤正。如在炙甘草汤中，静药分量5倍于动药，少量阳药（动药）的加入使全方滋而不腻，温而不燥，使气血充足，阴阳调和。

史教授治疗肝肾阴虚常在地黄丸基础上酌加补气温阳药，既可阳中求阴，又可使阴得阳则化，防滋阴药物过于滋腻，此时当静药量大，动药量小。在治疗冠心病血瘀证时，在活血化瘀药基础上加补气药，既可补气以助血行，又可防活血理气药耗气散气。"肝体阴而用阳"，治疗肝郁气滞证，要在疏肝理气药中酌加白芍以柔肝敛肝，防辛散药耗散肝阴。

3. 升降相因

气机升降出入正常是保障脏腑气血生化、脏腑功能的关键环节。脾胃为气机升降之枢纽，脾主升，胃主降，治疗脾胃病即通过补虚泻实调整气机升降失常。如补中益气汤中，人参、黄芪、升麻、柴胡补脾升举清阳，加陈皮苦泻降胃中浊气。

史教授认为，不仅脾胃病的治疗需调整气机升降，其他脏腑病证的治疗，同样需要注重气机的升降有序。如高血压肝肾亏虚、肝阳上亢证，常在天麻钩藤饮的基础上加葛根，以天麻、川牛膝、石决明、益母草等平肝潜阳、活血利水引血下行，葛根升清阳，疏发肝气。

4. 敛散相合

即收敛固涩药与疏散、宣散药的配伍应用。常用的收敛固涩药，如五味子、山茱萸、白芍、乌梅、龙骨、牡蛎等；宣散、疏散多用疏理气机药，渗利药和祛风药也常可作为宣散、疏散药使用。

史教授在调理脏腑病变时，强调敛散结合。单纯气耗散者，宜敛而固之，气结于内者，宜疏而散之。但临床见症往往虚实夹杂，既有气血阴阳的耗伤，又有气机郁结或实邪结滞，治宜益气温阳、滋阴养血与疏散相合。如治疗心气（阳）虚之冠心病或心力衰竭，在补心气、温心阳方中，酌加五味子以防心气耗散。治疗心阳不振，心悸不安之桂枝甘草龙骨牡蛎汤中，以桂枝扶助心阳，炙甘草补虚益气，两者辛甘化阳，牡蛎、龙骨则重镇潜敛，安神定悸。四药配伍，培本固脱，阳复神安。治疗脾虚证，当甘温益气，然而脾胃居中焦，为气机升降之枢纽，脾虚则气机升降失常，常兼脾胃气滞或水液代谢失常，故需在甘温健脾益气药基础上，酌加苦温而燥或甘淡渗利之品，补而不滞。

第二章　心血管疾病临床经验总结

一、补肾平肝、活血调脉治疗原发性高血压

原发性高血压是动脉硬化性心血管疾病的重要危险因素，常与血脂异常、糖尿病、高尿酸血症等合并存在，造成心、肾、脑等重要脏器损害。原发性高血压患者可表现为头晕、头胀、头痛等，部分患者早期常常无明显症状，在体检时发现，甚至有部分患者出现靶器官损害后方开始诊治。

高血压在中医学中属"眩晕""头痛"范畴，史教授经多年临床总结，认为高血压发病早期往往以肝肾亏虚为先决条件，阴精亏虚，不能上敛肝阳，导致肝阳上亢、肝火上炎。高血压为血管病变，研究显示，患者存在内皮功能损害、血管炎症反应、血小板活化、聚集等病理环节，而这些病理改变归属于中医"血瘀"范畴。故高血压患者在肝肾亏虚、肝阳上亢基础上合并血脉瘀阻为最常见病机。治疗以补肾平肝为基础，结合活血调脉、行气利水等治法，可取得满意疗效。

1.病因病机认识

《素问·至真要大论》曰："诸风掉眩，皆属于肝。"《备急千金要方》曰："肝厥头痛，肝为厥逆，上亢头脑也。"在《灵枢·海论》有"脑为髓之海……髓海有余，则轻劲多力，自过其度；髓海不足，则脑转耳鸣，胫酸眩冒"，说明眩晕、头痛等症状与肾亦有密切关系。肾为先天之本，藏精生

23

髓，若先天不足，或久病伤肾，肾精亏耗，髓海不足，可发生眩晕、头痛，说明眩晕、头痛与肝肾两脏密切相关。

史教授临床实践发现，肝肾是高血压的主要病变脏腑，肝肾亏虚常常是高血压的发病基础。肝肾作为人体藏血、藏精之脏，对脉管、脑髓等具有濡养滋润的作用，若其不能涵养精、血，则容易导致肝阳上亢、头窍失养，进而出现头晕、头痛等问题。

高血压发病早期，往往以肝肾亏虚为先决条件，肾精不足可以出现腰膝酸软、夜尿频多、气短乏力、面色虚浮等。肾精不足，髓海失充，脑窍失养，可致头晕、头痛。随病情进展，阴精亏虚，不能上敛肝阳，则肝阳上亢、肝火上炎，虚阳上扰清窍可引起头痛、头晕。中老年脾肾不足，不能化气行水，水聚而生湿生痰，痰湿、水邪阻于中焦，阻碍清阳升发。气不足，运血无力，日久致瘀，瘀阻脉络，阻碍气机，又可导致气滞。由此可见，高血压病久，痰浊、瘀血、水湿是最为常见的病理产物。

需要注意的是头痛、头晕并不等于肝阳上亢或阴虚阳亢，更不能将血压升高和肝阳上亢等同起来。临床高血压病有虚有实：虚者为肝肾阴虚、肾精不足、脾气亏损、肾失温煦等；实者，有痰浊、瘀血、气滞、肝阳、肝火等。高血压患者多发病于中年以后，可伴有腰膝酸软、倦怠无力、夜尿频多、面色虚浮等症状，尤其是形体肥胖者，这些或为精气内夺、气不化精，或为脾气虚弱、痰湿内停的表现。

2.中医治疗

原发性高血压病往往是以肝肾不足为本，再由各种病理因素共同作用而造成的结果。在临床施治中，当详辨虚实，调和阴阳，畅达气机，使气机升降有节，阴阳调和、血脉通利，诸症自可向愈。

（1）补肾平肝：肝肾亏虚，肝阳偏亢是原发性高血压常见病因病机，往往可见眩晕、面色潮红、性急易怒、腰膝酸软等症状，舌边尖红，脉弦细或沉弦。高血压病患者，多有动脉粥样硬化，易表现为弦脉，但在临床上不能仅凭弦脉就认为是肝阳上亢，必须兼有头痛、头晕、面红、性情急躁、舌红者，才可辨证为肝阳上亢。治疗以补肾平肝为主，以天麻钩藤饮为基础用方，方中药物以补肝肾、平肝清肝为主，临证需在补益肝肾的基础之上，加用柔肝疏肝，调和气血之品。柔肝疏肝用白芍、生地黄、山萸肉、麦冬、柴胡、苏梗、枳壳等，调和气血用川牛膝、当归、丹参、川芎等。气血相互依存，血以载气，气血相生，若血脉调和，则阳亢之邪易于平复。

肝为刚脏，体阴而用阳，过用潜镇，反增其刚烈之性。故高血压证属肝阳上亢者，不可滥用、过用镇肝潜阳之品，如龙骨、牡蛎、珍珠母、代赭石等，这类药物重镇之性有碍肝气升发条达，又可凉遏脾胃受纳运化。肝阳上亢轻者用菊花、白芍、夏枯草、钩藤、槐米、地龙等；肝阳暴涨，则用代赭石、珍珠母、龙骨、牡蛎等。即使肝阳亢甚，重潜平肝时，亦应佐茵陈、麦芽、桑叶、柴胡等疏肝、升肝之药，以取欲降先升之意。肝阳暴涨之势缓解后，则应改用调和阴阳气血、顺肝性之法。

（2）**活血化瘀**：高血压以血管张力增加，血压升高为主要表现，而血管炎症反应、内皮功能损害，以及进一步引起的血小板活化、聚集，是原发性高血压发生心脑血管事件的主要原因。这一病理改变属中医"血瘀"范畴。因此，史教授在治疗原发性高血压时，善于配伍使用活血化瘀药。现代药理研究表明，活血化瘀药能降低血管张力，改善血管内皮功能，降低血管炎症反应，抑制血小板活化与聚集。

史教授认为，药物的四气、五味及升降浮沉等性能，都有不同的阴阳属性。临证要善于用药物的四气五味、阴阳属性，调整疾病的气血阴阳偏盛偏衰。在活血化瘀药物的选择上，也要根据患者的虚实寒热辨证进行选择。如肝阳上亢者，用川牛膝、牡丹皮、赤芍、丹参等凉血活血、引血下行药；阳虚或寒湿内阻者，则应当选用当归、鸡血藤、红花等温通活血药，也可加少量桂枝以鼓动血脉，助阳气升发，温散寒凝之邪；属血虚者，可选用当归、鸡血藤等养血活血药；属气滞血瘀者，可选川芎、牡丹皮、郁金理气活血之品；若高血压兼有水肿，则宜选用益母草、川牛膝、泽兰等活血利水药。

（3）**化湿利水**：利水药是指渗湿利水、通利小便的药，此类药物性善下行，能利小便增加尿量，从而促进水湿之邪排出体外。高血压兼有水肿，则宜选用益母草、泽兰等活血利水药或茯苓、泽泻等淡渗利水药。结合现代医学研究，某些化湿利水中药能排钠、利尿，使血容量减少，从而使血压下降。茯苓，性味甘、淡、平，能利水消肿、渗湿、健脾、宁心。现代药理研究显示，茯苓素不仅能结合到醛固酮受体上，提高钠与钾比值，且具有剂量依赖关系，有利于尿液的排出，使血容量减少，心输出量下降，血压下降。因此，史教授喜用茯苓利尿降压，若有心脾气虚，茯苓还可健脾宁心。车前子、玉米须也是史教授治疗高血压水肿的常用药物。

二、平抑肝阳、重用活血利水治疗难治性高血压

难治性高血压，是指在改善生活方式的基础上，合理联合应用了最佳及可耐受剂量的3种或3种以上降压药物（包括利尿剂）至少1月，血压仍在目标水平之上。

随着社会压力增加、肥胖、代谢综合征患者的增多，难治性高血压患病者逐渐增多，一味加大降压药物剂量或增加降压药物种类，疗效往往并不显著，反而使不良反应骤升，患者依从性降低。如果血压不能理想控制则导致心脑血管病的患病风险增加。临床观察，顽固性高血压者多肥胖，有吸烟、饮酒、钠摄入过多等不良习惯，或有睡眠呼吸暂停综合征、糖尿病、代谢综合征、慢性肾病、焦虑抑郁等合并病。

1. 病因病机认识

史教授认为，血压的异常升高，主要是由于情志失调、饮食不节、劳逸过度、禀赋不足与体质偏盛偏衰等因素，导致人体气血阴阳平衡失调所致。病机以肝肾亏虚为本，风、火、痰、瘀、水为标。患者往往在肝肾亏虚的基础上，或因肝肾阴虚不能上敛肝阳，肝阳化风，风阳升动；或因病久入络或合并存在血脉瘀滞或痰瘀互结、水饮内停等。

2. 中医治疗

在以上病因病机的认识基础上，史教授提出，难治性高血压的治疗，当从以下几方面入手。

（1）平抑肝阳：难治性高血压患者多伴头晕头胀、耳鸣或听力下降、性情急躁、面红、口苦，脉弦等肝阳上亢表现。对于肝阳上亢轻症，或仅

表现为肝火上炎者，可选菊花、钩藤、白蒺藜、决明子等。白蒺藜，苦、辛，平，入肝经，可平肝解郁，祛风明目。用于肝阳上亢之眩晕头痛，肝郁胁痛，风热头痛，目赤肿痛，皮肤瘙痒等。《本草求真》谓白蒺藜"可升，可降，可散，可补"，现代药理研究显示，白蒺藜有扩张外周血管、减轻心脏后负荷、扩张冠脉、抗动脉硬化、抗血小板聚集等多种对心血管系统有益的作用。菊花、钩藤、决明子等药物均为植物药，作用偏于清肝、平肝，潜镇作用较弱。《本草纲目》载："菊花，昔人谓其能除风热，益肝补阴。盖不知其尤多能益金、水二脏也，补水所以制火，益金所以平木，木平则风息，火降则热除……"《本草经疏》载："菊花专制风木，故为去风之要药。"《本草正义》载："凡花皆主宣扬疏泄，独菊花则摄纳下降，能平肝火，熄内风，抑木气之横逆。"

肝阳暴涨者，头晕头痛较甚，甚或突然昏倒，四肢厥冷，面赤燥热，呼吸气粗。此时草木类轻清之品不足以下潜暴亢之肝阳，需选金石类潜镇之品，如磁石、珍珠母、石决明、龙骨、牡蛎等。在应用重潜平肝药物的同时，应稍佐白芍、麦芽、茵陈、柴胡等疏肝升肝之药，以求顺应肝性，达到欲降先升的目的。但贝壳类药物多咸寒重坠，易阻遏脾胃之气，阻遏肝气疏发，继而影响肝之条达之性以及脾胃的运化功能，因此不可过用、滥用重镇潜阳之品。用药时间不宜长，中病即止，待肝阳暴涨之势缓解后，当注意调理气血冲和之性，柔肝体、顺肝用、使气血调和。

肝阳上亢，往往因于肝肾阴虚，阴不敛阳，故平肝潜阳方中，多伍用滋补肝肾之阴药。即使没有腰膝酸软、双目干涩、五心烦热等明显阴虚体征，亦可伍用麦冬、生地黄、白芍等，使阴以敛阳。肝阳上亢属阳热性质，即使患者无目赤、口苦、急躁易怒等肝火亢盛症状，亦应稍佐清火药，如黄连、牡丹皮、黄芩等，清火（热）有助于上亢之阳潜伏。史教授常用杞菊地黄丸加白芍、川牛膝等治疗肝阳上亢伴有舌红患者，取白芍柔肝平肝，川牛膝引血下行，知母、黄柏清热泻火。

（2）**活血化瘀**：难治性高血压患者往往病程长，存在靶器官损害或合并其他相关临床疾病，多存在微循环障碍、血小板功能异常，这些恰是血瘀证的临床表征。在此认识基础上，史教授提出，高血压作为动脉粥样硬化性心血管病的重要危险因素之一，与血脉病证有关，故治疗时必当伍用活血化瘀药，如当归、丹参、牡丹皮、地龙、赤芍、川芎、川牛膝、虎杖等。活血化瘀药可扩张周围血管，减少血管阻力，增加肾灌注，提高肾小球滤过率，增加水钠排泄。中医认为气血相互依存，血以载气，血脉调和，上亢之阳易平易潜。针对上亢之阳的中医治疗，活血化瘀宜选用引血归经、引血下行之品，如川牛膝、当归等。现代药理研究显示，上述药物均有良好的降压作用。高血压病程长或合并糖尿病、心脑血管病者，血管病变明显，可能出现外周动脉供血不足表现，如肢体麻木、冷凉、疼痛等，常配伍木瓜、地龙、豨莶草、鸡血藤、全蝎、水蛭等化瘀通络之品。现代药理显示，活血化瘀药在扩血管降压同时，能有效改善微循环及血液黏、凝、稠状态，保护血管内皮细胞，改善高血压左室肥厚，改善肾灌注，减轻高血压对靶器官的损害。

（3）重用活血利水：难治性高血压常有循环和组织中肾素－血管紧张素－醛固酮系统的激活，使肾血管收缩，肾血流量减少，进而出现水钠潴留，并进一步加重血管结构和功能的异常，从而使增高的血压难以控制。部分难治性高血压患者可能表现为下肢水肿，即使没有水肿，也应重用川牛膝、泽兰、益母草等活血利水、引血下行药。对于兼有水肿的难治性高血压患者，还需加用较大剂量赤小豆、车前子、茯苓、冬瓜皮等利水而不伤正的药，减少容量负荷。

（4）行气疏风：顽固性高血压患者存在气机不畅、清阳不升的不在少数，患者多表现为头晕头胀痛、急躁易怒、乏力、胸部胀满、脉沉弦。患者所表现出的乏力并不是气虚表现，而是气机郁滞，清阳不升所致。史教授常常应用行气疏风药，如柴胡、防风、葛根、香附等，常可收到较好的效果。但行气疏风药的应用需在滋补肝肾、平肝潜阳基础上，结合患者兼证灵活运用。

（5）随症加减：部分难治性高血压患者存在长期高盐饮食，咸食过量则伤肾阳，肾阳虚损则蒸化失司，无以化气行水，津液凝聚，生湿成痰，蒙蔽清窍或痰阻清阳，而发眩晕、头痛；若阳气亏虚，无以宣通脉道，则造成脉络瘀阻，进而导致痰瘀互结。

对存在阳虚不运者，可用温阳药如仙茅、巴戟天、淫羊藿、肉苁蓉、桂枝等，并借助柴胡、葛根、升麻、香附等药物升清助阳，达到阳气上升、肝气条达的目的。若兼有痰浊中阻、清阳不升，痰蒙清窍或肝失疏泄，肝气不舒，则可运用升阳散风药物，如柴胡、防风、蔓荆子、羌活等，既可条达气机，又可升化清阳、清痰化浊。切不可一味大剂量温补，否则易致阳气壅滞，化风化热，血压居高不下。

另有部分难治性高血压患者，伴有口苦咽干、急躁、面红、口气臭秽，苔垢腻而黄，为浊毒、瘀毒、热毒等之象，此时当清热解毒，豁痰凉血活血为法，常用酒大黄、虎杖、金银花、茵陈、黄连等，既能提高降压疗效，又可预防或减少心脑血管病事件的发生。

三、调理冲任、柔肝疏肝治疗围绝经期高血压

女性围绝经期是指从生育期过渡到绝经期，从而进入老年期的一段生理过程。在此期间会逐渐出现器官老化、身体功能衰退、激素水平改变、血管硬化等。促性腺激素分泌的增加，下丘脑－垂体－卵巢平衡关系失调以及自主神经功能紊乱，导致精神情绪变化、血管舒缩功能失调、体温调节中枢不稳定等，所以围绝经期女性常见记忆力减弱、烦躁易怒、情志异常、闭经、月经紊乱、烘热出汗、疲劳心悸、头晕头痛等。此外，围绝经期女性神经内分泌变化，促使脂质代谢紊乱，形成动脉硬化，增加了高血压病的患病风险。有研究表示，在绝经期之前，女性发生高血压的概率相比男性而言更低，而进入围绝经期之后，高血压病的发病率是绝经前的2倍。

女性围绝经期高血压属于特殊人群的高血压，围绝经期高血压患者临床表现较多，血压变异性较大，且血压变异性与靶器官损害成正比，严重影响着女性的工作和生活质量。史教授在围绝经期高血压的中医诊治方面积累了丰富的临床经验，临床上取得了很好的疗效。

1. 病因病机认识

女性围绝经期以肝肾亏虚为本。《素问·上古天真论》中："女子七七，任脉虚，太冲脉衰少，天癸竭，地道不通，故形坏而无子。"叶天士在《临证指南医案》指出："女子以肝为先天。"高血压常见的症状有头晕头痛，

《素问·至真要大论》中言："诸风掉眩，皆属于肝。"《灵枢·海论》："髓海不足，则脑转耳鸣。"《诸病源候论·风头眩候》言："风头眩者，由血气虚，风邪入脑，而引目系故也。"《丹溪心法·头眩》言："无痰不作眩，痰因火动。"史教授在总结前人认识的基础上结合脏腑辨证，认为此病病机是以肝肾阴阳失调、冲任气血失和为本，以痰浊、瘀血、肝阳、气滞为标。女子七七，肾气衰，天癸竭，冲任虚衰，精血不足，肾水亏虚，水不涵木，肝阴不足，阴虚阳亢，阴阳升降失调，气血不足，加之围绝经期女性临床上常伴有脾气亏虚、痰浊中阻，瘀血阻络等，从而导致血压升高。

2. 中医治疗

（1）**调理冲任**：史教授认为，肾精亏虚、天癸渐竭、冲任虚损是围绝经期女性易发高血压的重要病理基础。临床上善于运用二仙汤加减治疗此类患者，方中淫羊藿、仙茅、巴戟天益肾精、温肾阳，当归温润养血，柔肝而充血海，助二仙调理冲任。黄柏、知母泻相火、滋肾阴，既可治疗肾阴不足所致之虚火上炎，又可缓解仙茅、淫羊藿的辛热猛烈。该方寒温并用，阴阳同调，适合围绝经期女性气血阴阳俱虚的特点。且结合现代药理分析，淫羊藿、仙茅、巴戟天具有激素样作用，而无激素样副作用，能够调节围绝经期女性卵巢功能、促进雌激素分泌。另外，史教授还善于在此方的基础上加入川牛膝与葛根，川牛膝性善下行、入血分，葛根轻扬升散、入气分，两药相合，一升一降，调和气血。现代药理实验研究显示，川牛膝的有效降压成分，通过增加血浆中前列环素的合成量，达到显著降低自发性高血压大鼠血压的作用。葛根可促进血管侧支循环的形成和开放，扩张血管、改善心肌供血，从而使血压下降。此外，史教授主张在补肾时加入养肝血的药物，如当归、白芍、鸡血藤，取其乙癸同源，肝肾同补，使冲任气血调和之意。

（2）**善于养肝、柔肝、疏肝**："乙癸同源"，即肝肾同源，其实质是精血同源。肾精的充盛，有赖于肝血的滋养，精血互生，盛则同盛，衰则同衰。所以史教授治疗围绝经期高血压，在补肝肾时常加养肝血的药物，如当归、白芍、鸡血藤等。史教授强调，血压升高并不等于肝阳上亢，不可过度使用镇肝潜阳之品，尤其是围绝经期高血压患者，常伴有气短乏力、腰膝酸软、两肋胀痛、潮热盗汗、失眠多梦、情绪不稳定等特点，这些症状都是肾精不足、肝阴虚阳亢、肝郁气滞的表现。正如《临证指南医案·肝风》所写："肝为风木之脏，因有相火相寄，体阴而用阳，其性刚，主动主升。"加之围绝经期女性易情志不畅，肝脏疏泄失调，肝郁日久化热，灼伤肝阴。如此时大量使用镇肝潜阳之品，反而增其刚烈之性。因此，史教授在治疗上多用白芍、生地黄、柴胡、香附、枳壳、苏梗等柔肝疏肝，使肝体柔和，肝木条达，气机顺畅，则肝阳自平。若临床上见头晕、面红、气急、性格暴躁、舌红脉弦者，提示肝阳亢甚，则使用代赭石、生牡蛎、珍珠母等重镇潜阳之品，但同时也需加入柴胡、麦芽、桑叶等疏肝升肝之药，取其欲降先升之意。

（3）善活血祛瘀：高血压患者存在内皮损伤，血管张力增加，血小板活性增高，易于黏附、聚集，围绝经期高血压同样存在这一病理改变。中医认为这些病理改变除为肝风外，另与血瘀相关。因此，治疗时应伍用活血化瘀药。活血药药性有寒热不同，活血力量有强弱之分，史教授善于根据患者临床表现，合理选择活血药。如肝阳上亢兼血瘀者，史教授善用牡丹皮、赤芍、丹参、地龙、川牛膝等凉肝活血、引药下行；属阳虚兼血瘀者，多选红花、川芎、当归等温通活血；血瘀兼血虚者，用当归、鸡血藤等以养血活血。现代药理研究表明，诸多活血化瘀药如丹参、牡丹皮、地龙、赤芍、白芍、虎杖，均具有一定的降压作用。

（4）随症加减：围绝经期高血压患者，除血压升高外，往往伴有较多临床症状，如心烦失眠、胸闷胸痛、焦虑、抑郁等。史教授认为此类患者因肝肾阴虚、肾水不能上济于心，心肾不交，或肝火上扰心神，或肝气郁结化热扰动心神所致。因此，在治疗时可酌加磁石、琥珀、龙骨等重镇安神药。如肝阴虚或肝血虚失眠者，可加酸枣仁、柏子仁等养心安神；兼有头痛、面红、目赤、胸胁胀痛者，用丹栀逍遥散加菊花、白蒺藜、夏枯草、葛根等；焦虑抑郁者可加香附、柴胡、白芍等疏肝、柔肝。

另外，史教授在临床治疗中还强调围绝经期女性由于神经内分泌功能失调，自主神经功能紊乱，易产生抑郁、焦虑等精神症状，因此医生对患者的心理疏导也是治疗中非常重要的一部分。

四、益气活血、化痰解毒治疗冠心病心绞痛

冠心病心绞痛是指冠状动脉粥样硬化狭窄，或在此基础上血栓形成、冠脉痉挛导致心肌缺血、缺氧而引起的心脏病。随着人民生活方式改变、生活水平提高，冠心病发病率呈逐渐上升趋势。近年来随着冠心病的诊断及治疗手段日益成熟，尤其是近几十年来经皮冠状动脉介入治疗的发展，使冠心病的病死率有所下降。然而冠状动脉支架植入只能解决血管病变部位的狭窄，并不能消除引起动脉粥样硬化狭窄的原因，且术后患者仍存在支架内血栓形成、支架内再狭窄等问题。部分患者冠脉造影呈弥漫病变不宜行血运重建治疗，或应用药物及再灌注治疗后，心绞痛仍然无法得到控制，部分病例可发展为急性心肌梗死或猝死，是心血管领域的难题。

史教授从事心血管疾病的诊治工作 30 余年，对冠心病病因病机认识有自己独到的见解，在辨治冠心病方面，形成了自己的特色，详述如下。

1. 病因病机认识

冠心病归属于传统医学"胸痹""心痛"范畴。对于冠心病心绞痛病机，张仲景在《金匮要略·胸痹心痛短气病脉证治》中提出："夫脉当取太过不及，阳微阴弦，即胸痹而痛，所以然者，责其极虚也。今阳虚知在上焦，所以胸痹、心痛者，以其阴弦故也。"至今对临床仍有重要的指导意义。古今医家对阳微阴弦的认识，大多为胸阳不足兼有阴邪凝滞。史教授认为，"阳微"为胸中阳气不足，"阴弦"指实邪郁滞于胸中，此处之阴邪，不能简单地认为是阴寒之邪，而是包括痰饮、瘀血、寒凝或者火邪等。因此，冠心病心绞痛的治疗，或活血、或化痰、或涤饮、或温通、或宣清郁火，祛除实邪，以助胸中阳气宣达，此即为通阳。张仲景虽认为阳微责其极虚，但在《胸痹心痛篇》中除人参汤外，大都用通阳宣痹之法，尤以瓜蒌薤白类方为主，说明张仲景认为"阴弦"是矛盾的主要方面，凝滞之邪得以宣散则胸阳可复，邪去则正安。

张景岳提出"肾虚羸弱之人，多有胸胁间隐隐作痛"，主张补肾治疗心痛。喻嘉言在《医门法律》中提到的"其所以统摄营卫、脏腑、经络，而

令充周无间，环流不息，通体节节皆灵者，全赖胸中大气之主持"，大气是指居于胸中，包举于肺之周围的阳气。通过临证总结，并参阅大量古籍，史教授认为，随着冠心病病情的演变，心阳久伤，病机的主要方面可转变为以正虚为主。

2. 中医治疗

根据心绞痛患者发作期和缓解期病机和正虚邪实的不同，史教授提出，心绞痛的治疗当分发作期和缓解期分别进行辨证治疗。

（1）心绞痛发作期： 多表现为本虚标实，而以标实的表现更为突出，病机以气滞、寒凝、痰浊、瘀血、毒邪阻滞血脉为主。治疗应急则治其标，以芳香温通、急开其痹为大法。开痹之法，多使用气味芳香、性温善通之药，可达到速效止痛的目的。证候研究表明，痰浊、瘀血是心绞痛发作期出现频率最高的证素，在治疗中常配合化痰活血之法，多以瓜蒌薤白半夏汤合冠心Ⅱ号方加减治疗。有热毒表现者，可加金银花、虎杖、连翘、大黄、黄连等清热解毒之品。如舌质紫红，为郁热入于血分，当加清血分郁热药，如赤芍、玄参、生地黄等。有寒凝者加制附片、桂枝、薤白温通心脉，散寒止痛。治标同时需结合患者气血阴阳之不足，适当的扶助正气。

心绞痛发作期用药多偏温燥，易耗气伤阴，故疗程不宜过长，心绞痛发作次数减少或缓解后，即当停用。

（2）心绞痛缓解期： 冠心病缓解期的中医治疗，以减少或防止心绞痛发作、减少心血管事件、提高活动耐量为目的，临床可根据正虚邪实的不同，采取益气温阳、活血通络、化痰、解毒等法。

1）活血化瘀：冠心病心绞痛常是在斑块破裂的基础上诱发血小板聚集、炎症反应，并激活凝血机制，最终导致血栓形成，冠脉血流量明显减少，当心肌需氧与供氧不平衡时，则发作心绞痛。这一病理改变与中医"瘀血"形成相关，所以活血化瘀一直以来都是治疗胸痹心痛的重要方法之一。现代药理研究证明，活血化瘀药具有扩张冠状动脉、抗血小板黏附聚集、预防血栓形成等作用。

活血化瘀药的选择当结合患者血瘀之轻重、病性之寒热虚实而定。血瘀轻症或血瘀而兼有血虚者，可选用当归、丹参养血活血之品，及郁金、赤芍、红花、三七等行血活血药物；血瘀较重，胸痛剧烈，舌质紫暗或有瘀点瘀斑，脉弦涩者，可选用桃仁、三棱、莪术、乳香、没药、血竭等活血破血药，以及水蛭、地龙、全蝎、土鳖虫等虫类活血通络药。瘀血不去则新血不生，血竭为散瘀生新之要药，在顽固性心绞痛瘀血重症中，史教授常以三七粉3g，血竭粉1.5g，冲服，以祛瘀生新。若患者表现为瘀血日久，蕴而化热者，多选用凉血活血之品，如赤芍、生地黄、丹参、酒大黄等；寒凝血瘀者，往往瘀血较重，多选辛温之三棱、莪术、乳香、没药等，上四味虽均为活血破血药，但不致耗伤气血，为治疗瘀血痹阻日久之胸痛重症的常用药物。血遇寒则凝，得温则行，故治疗寒凝血瘀证，常加桂枝、肉桂温通心脉，或加少量仙茅、淫羊藿，温肾阳以助心阳温通血脉。破血药久用必伤人正气，故心绞痛缓解后即需减量，长期应用当选择养血活血药。

2）蠲化痰浊，宣痹通阳：张仲景在《金匮要略·胸痹心痛短气病脉证病治》中提出了治疗胸痹心痛短气的瓜蒌薤白白酒汤、瓜蒌薤白半夏汤和枳实薤白桂枝汤，开创了化痰宣痹通阳治疗胸痹心痛病的先河。《症因脉治·胸痹》言："胸痹之因，饮食不节，饥饱损伤，痰凝血滞，中焦浑浊，则闭食闷痛之症作矣。"提出了痰凝血瘀为胸痹的病机之一。

冠心病脂质代谢紊乱属中医痰浊证范畴，微循环功能障碍属瘀血范畴，血管内皮损伤会引发脂质在内皮下沉积、诱发血小板聚集，属中医痰瘀互结范畴。根据1990年10月中国中西医结合学会心血管学会修订的冠心病中医辨证标准，冠心病痰证以胸脘痞满，瘀证以胸痛而有定处为临床特点；在舌诊方面，血瘀证以舌质青紫为典型表现，痰证则以苔腻为特征。史教授治疗冠心病痰浊证，尊仲景之法并结合自己的临证体会，提出应用瓜蒌薤白剂治疗冠心病心绞痛时，辨证应具有如下几点：①患者为痰湿体型，肥胖，容易困倦，身重不爽，痰多；②胸闷如窒而痛；③舌苔垢腻或滑腻，舌体胖大；④脉弦滑或沉弦。

临证中，冠心病痰瘀证有的兼见气虚或阳虚表现，有的兼有寒邪凝滞，有的兼有热象，故史教授指出，在临床辨证中，需将患者舌、脉、症有机结合，方能准确把握。

史教授治疗冠心病痰瘀证，临床遣方配伍用药有如下特色：①重用瓜蒌。因其可"清心润肺，洗垢除烦，开胸膈之痞结"，常用至30g，如有腹泻或便溏者，可改为瓜蒌皮以去其滑肠之性。②注重健脾化湿。"脾为生痰之源"，故脾运可使痰湿无由所生，组方时常用白术、茯苓、砂仁、山药等醒脾运脾化湿之品。③治痰需理气。朱震亨在《丹溪心法》言："痰之为物，随气升降。""善治痰者，不治痰而治气。气顺则一身之津液亦随气而顺矣。"故治痰需加理气药，如枳壳、柴胡、陈皮、木香、厚朴、苍术、郁金、香附等，使痰随气消。④配伍辛温活血药。痰为阴邪，除患者表现为口气臭秽、苔黄厚腻之明显痰热象外，史教授治疗痰瘀证常伍用偏于辛温的活血化瘀药，如川芎、当归、红花、三七等，辛温之品有助于痰浊消散，可使血脉调和，气机得以宣通。

3）益气扶正：劳力性心绞痛者每因劳累诱发，"动则耗气"，无论舌脉如何，气虚大多是其病机的主要方面之一。严重劳力性心绞痛患者常有冠状动脉严重或复杂病变，部分患者甚至由于病变复杂不能进行再灌注治疗。对此类患者，如何促进心肌组织毛细血管新生和侧支循环形成，增加心肌血液灌注是治疗的关键。传统中医在外科疮疡治疗方面有化腐生肌法，在促进新生肌肉生长的同时，也伴随着血管的再生。史教授认为，治疗冠心病心绞痛也可参照此法，故重用黄芪，用量多在30～60g，以促进冠状动脉毛细血管新生，有利于冠脉侧支循环的形成，既可补胸中亏虚之气，又可生肌。《本草备要》中提到黄芪可"益气、生血、生肌"，《神农本草经》中记载黄芪"主痈疽久败疮"。可见，黄芪有益气托毒、化腐生肌之效，为疮家圣药。临证中可与人参或西洋参相须为用，增强补气作用。

史教授强调，采用补气法治疗气虚型劳累性心绞痛，不仅要补心气、肺气、宗气，还要补中气、元气。元气为一身之气，元气充沛方能使贯血脉、主血行的宗气生发有源。《难经》中有"损其心者，调其营卫"，营出中焦，中焦脾胃气旺，则营血得以化生；卫气出下焦，下焦肾气充足，则卫气得养。临床常用治疗冠心病的补气药有黄芪、黄精、党参等。黄芪，可大补心肺之气，但却不能补肾气、元气；而人参或西洋参，上可补心肺之气，下可补肾元，和黄芪相伍，可大大增强补气活血之力，且其补气之力远非党参、黄芪类所能及。

冠心痛心绞痛多发生于中老年人，尤其是病程较长者，往往在心气虚、心阳虚基础上，合并肾虚。肾阳又称真阳、元阳，是一身阳气之根本，对各脏腑器官起着温煦、激发、推动作用，补肾阳可助温心阳。但临床用药需注意，除非患者表现出明显的肾阳虚证，否则一般不用附子、肉桂、细辛等大温大燥之品，多选用药性平和，温补肾阳之品，如仙茅、淫羊藿、菟丝子、巴戟天、杜仲、桑寄生等，温阳而不易生火化燥伤阴。

对于气阴两虚或阴阳两虚者，需益气养阴或阴阳双补。即使无明显阴虚表现，冠心病作为慢性病，病程长，往往存在阳（气）损及阴的可能，且长期应用补气温阳等药性偏温的药物，有伤及阴津的可能，故可在补气温阳基础上，酌加酸敛之麦冬、五味子，顾护阴液。这也是中医"治未病"思想的体现。

补气法治疗心绞痛时，需同时配伍养血活血药，如当归、丹参、赤芍、鸡血藤等。益气药和养血活血药配伍，不仅有利于活血通脉，以促血行，还有助于引益气药入血分，达到气主血脉、气摄血脉，促进血管再生、改善心肌血液循环的目的。

4）清热解毒或芳香解毒：不稳定型心绞痛多为在冠脉阻塞的基础上发生斑块破裂、血小板聚集、血栓形成所致。与稳定型心绞痛相比，不稳定型心绞痛患者表现出更严重的胸痛，持续时间更长，活动耐量更低，甚至平卧时也可自发出现（卧位心绞痛），且呈进行性加重。现代医学认为不稳定型心绞痛在血小板活化聚集、血栓形成同时，存在一系列炎症反应。现代中医认为炎症反应与中医的"毒"邪致病的特点较为类似，因此临床往往采取解毒治疗。临床观察可见，不稳定型心绞痛患者往往伴有急躁、口苦咽干、口气臭秽、舌暗红，苔黄腻或垢腻，大便秘结等症状，其成因多为痰浊、瘀血蕴久化热，热毒内盛，故史教授提出以解毒法治疗不稳定型心绞痛，在减少心绞痛发作频率，减轻胸痛程度，提高活动耐量方面有明显疗效。表现为舌质红，舌苔黄而垢腻，心烦急躁，小便短赤，口苦咽干，心下痞满者，为热毒内盛，可以选用黄连、黄芩、连翘、金银花等清热解毒。热毒形成的根源为瘀血或痰浊等实邪久聚不化，故需配伍活血化痰药。部分患者热象不明显，而以胸闷痛、舌苔厚腻、四肢沉重、头昏肢倦等为主要表现，此为湿邪蕴久不化，内生湿毒之象，可在瓜蒌薤白半夏汤的基础上，佐以藿香、佩兰、苍术等芳香化湿解毒，伴有食欲差、腹胀者，可予砂仁、白术、枳实等。

临床治疗心绞痛，还要注意养心安神，并非要等到失眠、多梦等心神不安症状出现时才可使用。即使无以上症状出现，应用酸枣仁、柏子仁、夜交藤、远志等宁心安神之品，对调节交感神经功能失衡，增加心肌耐缺血缺氧能力亦有裨益。表现为心烦易怒、失眠等心阳躁动、心神不宁者，可酌加龙骨、牡蛎、珍珠母等重镇安神药。但此类药物咸寒质重，有碍阳气升发，故应避免长期应用。

附：自发性心绞痛的治疗

自发性心绞痛患者常在夜间、寒冷天气、大量吸烟或精神紧张等因素诱发下出现胸闷、胸痛等症状，其病理改变多为在冠状动脉粥样硬化基础上发生冠脉痉挛所致，随着介入技术在诊疗中的广泛应用，发现有部分自发性心绞痛患者，其冠脉痉挛可发生于无明显狭窄的冠状动脉。

"寒主收引""风善行而数变"，根据患者遇寒发作或无明显诱因突然发作等特点，史教授认为自发性心绞痛的病机多为风证、寒证。其中，风证有外风、内风的区别。《素问·风论》云"风气藏于皮肤之间，腠理开则洒然寒，闭则热而闷"，指出了外风致病的临床特点。《素问·至真要大论》云"诸风掉眩，皆属于肝"，指出内风致病多与肝有关。对于外风所致之胸痹心痛，多发生在正虚之人，如《太平圣惠方·治心脏中风诸方》中有："夫体虚之人，腠理疏泄，风邪外伤，搏于血脉，入于手少阴之经，则心神颠倒，言语謇涩，舌强口干，面赤头痛，翕翕发热，胸背拘急，手心热盛，但多偃卧，不得倾侧，怔悸汗出……此皆风邪伤于心经，致有斯候，故曰：心中风也。"对于内风所致之变异性心绞痛，史教授认为该类患者往往存在肝肾亏虚之本，不能上敛肝阳，肝风内扰，横逆血脉。故常以天麻钩藤饮、地黄丸为基础方，加僵蚕、全蝎、地龙、秦艽等息风解痉。肝为刚脏，体阴而用阳，若下潜肝阳，切不可过用重镇之品，而要加养肝柔肝之品，如白芍、生地黄、五味子等，既可助平息肝风，其酸敛之性又有助于敛心气于血脉中。

对于表现为胸痛隐隐，每于夜间或睡眠时发生，伴畏寒、手足不温、指甲紫暗等寒凝血脉所致之变异性心绞痛，发作期治疗当以芳香温通、急开其痹为大法，可予荜茇、良姜、细辛等，以使心血温润而不滞，心脉调和而不痛。但此类药物的使用，需中病即止，以免温燥之品耗气伤阴。缓解期治疗应以益气温通心阳为主。组方效张仲景桂枝甘草汤意，辛甘温相合，以达到辛甘通阳，温而不散之效。常桂枝、薤白、甘草相伍，对于心阳虚明显者，桂枝、薤白常用至30g左右。阳虚多为气虚进一步发展而成，故除温通心阳外，需加人参、黄芪、党参等甘温补气药，以奏补益心气，心气充沛可助心阳温运血脉。

变异性心绞痛不论是由内风扰动而致，还是寒凝血瘀而致，其病机的关键环节均为血脉不和，血脉不畅，故活血化瘀、调和血脉是治疗的重要方法之一，常选用丹参、红花、川芎、当归、赤芍、鸡血藤、三七等。

五、祛瘀生肌解毒治疗急性心肌梗死

急性心肌梗死是在冠状动脉粥样硬化斑块基础上，发生斑块破裂、血栓形成，冠状动脉血供急剧减少或中断，使所供应区域心肌严重而持久地缺血缺氧，导致急性心肌坏死。随着社会压力增大、生活方式的改变，高血压、糖尿病、血脂异常等心脑血管病危险因素发病率逐年增高，急性心肌梗死的发病率也呈逐年增高趋势，并有年轻化趋势。虽然现代医学近年来在药物治疗、再灌注治疗方面取得很大进展，但急性心肌梗死后会继发一系列复杂的病理变化，血运重建后也会发生近晚期血栓形成、炎性反应、无复流或慢血流和支架内再狭窄等，急性心肌梗死一年内心血管病事件的发生率仍然较高，是严重威胁人类生命健康的重大心血管疾病。

急性心肌梗死与传统中医的"真心痛"所描述之症状相近。真心痛表现为"旦发夕死，夕发旦死"，属不治之证。明清医家大胆探索，认为"医者不忍坐视"，提出当"死中求生"，多主张以辛热温通，回阳救逆之法治疗，如王肯堂以猪心煎附子、官桂、良姜之类治之；郑钦安认为真心痛乃"寒邪直犯心君，宜四逆汤"。当然，除辛热温通法外，也有医家提出了不同的治法。如明代虞抟认为真心痛可由瘀血所致，提倡以活血化瘀治疗；清代陈士铎认为真心痛亦有"火邪焚心者""用药得宜，亦未尝不可生"，在《辨证录》中记载了救痛安心汤（白芍、炒栀子、甘草、柴胡、贯众、乳香、没药，苍术水煎服）治疗火邪心痛，清代陈修园在《南雅堂医案》中，即以此方治疗真心痛。

1. 病因病机认识

现代中医多认为，急性心肌梗死的发病，或为年迈体虚，正气不足，或为情志、饮食、劳倦所伤，或是在正气虚基础上加之外邪内侵。诸多病因导致体内气血阴阳不足，寒凝、痰浊、气滞、瘀血等病理因素痹阻心脉，不通则痛。患者多表现为本虚标实之证。

（1）痰浊、瘀血、寒凝、气滞为关键病理产物：年老体弱、饮食不节、情志所伤既可致脾之运化失司，水液代谢紊乱，水湿内停，聚而成痰，又可引起体内气机紊乱，气虚或气滞均可致血行缓慢或滞涩而瘀血内生。痰浊壅滞血脉，阻遏血行，则滞血成瘀；瘀血停于胸中则胸阳不振，不能布散精微物质，加重痰浊壅滞。痰瘀互结，痹阻心脉，心脉突然闭塞不通而发为真心痛。这与现代医学对急性心肌梗死的病理改变认识（在斑块破裂基础上，激活凝血机制，血栓形成）相一致。或因素有胸阳不足，感受寒邪，寒凝直中心脉。血遇寒则凝，寒凝血瘀痹阻心脉，可发为真心痛。正如《素问·举痛论》中描述"经脉流行不止，环周不休。寒气入经而稽迟，泣而不行，客于脉外则血少，客于脉中而气不通，故卒然而痛"。或因情志不遂，肝郁气滞，推动无力，气不行津运血，而加重痰阻血瘀，亦可引起真心痛。

（2）瘀毒内生是重要病理机制：动脉粥样硬化基础上的血栓形成与炎症密切相关，两者相互促进，互为因果：一方面，炎症因子释放可以诱发血小板黏附聚集和血栓形成；另一方面，血栓形成也是炎症激活的主要因素。以往认为，血小板主要参与凝血止血和血栓形成，后期研究发现血小板本身也是一个炎症细胞，其活化可介导炎症细胞趋化、黏附和浸润，导致组织损伤。急性心肌梗死发病过程中的血小板活化、黏附、聚集和血栓形成，传统中医药学多将其病因病机归于"血脉瘀阻"，但组织坏死、过氧化应激损伤、炎症反应等病理改变，远非单一"血瘀"病因所能概括。

炎症是诱发动脉粥样硬化斑块不稳定和破裂的主要原因之一。斑块破裂，继发血栓形成，堵塞冠状动脉管腔，可导致心肌缺血缺氧坏死。急性心肌梗死因冠状动脉血栓闭塞引起的炎症反应、氧化应激反应、细胞凋亡和组织缺血缺氧坏死，与中医"毒"邪致病的特点（起病急骤、传变迅速、直中脏腑和腐肌伤肉）有相似之处。故急性心肌梗死的发病，存在"毒"邪致病或瘀毒从化联合致病的病因病机，瘀血阻滞脉络，血行缓滞或不循常道，溢出脉外，瘀久不消，组织器官变性坏死，则蕴化成毒。毒邪致瘀原因可归纳为以下几个方面：①毒邪煎熬血液，血凝成瘀；②毒邪伤络，血溢成瘀；③毒邪伤津耗液，阴伤血滞为瘀；④毒壅气机，血脉郁遏；⑤热毒损脏，血行失司。由此可知，"瘀""毒"在急性心肌梗死发生发展过程中相互从化，互为因果，形成恶性循环。其中，"瘀"为有形之邪，"毒"为病情转变和恶化的关键。

急性心肌梗死发病之初，患者临床多有烦躁、舌苔黄腻而厚或垢腻、大便秘结、口气秽臭、胸痛剧烈等症状，中医认为病机多为气血瘀滞日久，酿热生毒、瘀毒互结、痹阻血脉、伤及血脉筋肉所致。血栓及大量释放的坏死物质，可认为是瘀毒之邪。传统中医认为，毒邪具有极大的腐蚀性和损伤性，外科的毒邪常常可伤及筋骨，此处的毒邪则可腐蚀心肌，加快心肌损伤和坏死。因此急性心肌梗死和心绞痛不同，除胸痛较重外，观察舌象可以反映内在病机特有的变化。经临床观察，史教授总结，急性心肌梗死发病后，患者存在病机寒化和热化的不同，寒化者素体阳气不足，发病后舌象往往由舌质淡暗、舌苔白，转为舌质淡紫或青紫，舌苔白腻而厚或水滑，甚至出现舌苔黑而水滑等寒凝心阳的大虚之象；而急性心肌梗死热化者，往往发病前素体强壮，或嗜烟酒等温燥之品，发病后舌质多由黯转红，舌苔由白转黄，甚而黄厚腻或黄燥，伴口气臭秽、腑气不通、大便秘结等。

（3）正气不足：急性心肌梗死多发生于中老年人，"年四十而阴气自半"，故常存在气虚或气阴两虚，对多病、久病者，往往在气虚基础上发展为阳虚或阴阳两虚。心气虚或心阳虚则温煦、推动血行不利，易引起血瘀及其他病理产物。《医门法律·中寒》中有"胸痹心痛，总因阳虚，故阴得乘之"；《类证治裁·胸痹》中提到"胸痹，胸中阳微不运，久则阴乘阳位，而为痹结也"，都指出其发病与人体阳气不足有关。

部分患者发病之初并无明显正气不足之象，但随着疾病进展，引起心功能不全时，往往见气短乏力、畏寒肢冷、水肿尿少等心阳虚或心肾阳虚之症。

2. 由舌象判断病势

史教授善于运用舌诊判断急性心肌梗死患者的病情轻重，病势缓急：早期若见舌苔薄白，一般病情较轻，预后较好；初起苔薄，其后转为厚腻者，提示病情加重；若恢复期见薄白苔，为病情稳定之象。而急性期见厚腻苔，为痰浊壅盛之象，患者往往胸口窒闷明显，为病情重的表现，若治疗后舌苔渐渐消退，为顺证，病情趋于平稳；若厚腻苔不减，反而见舌苔由白转黄为痰浊化热生毒之象，舌苔转为焦黑，为痰浊寒化之象，两者均为逆证，易转为危重。不论疾病何阶段，见舌质光红无苔为阴液大伤，预后不良。

3. 中医治疗

针对上述对急性心肌梗死病因病机的认识，史教授提出治疗当在常规益气（或益气养阴、益气温阳）、活血、化痰、理气、散寒等基础上，还应注重解毒法、祛瘀生肌法的应用。

（1）益气温阳：临床表现为胸闷胸痛，心悸怔忡，气短自汗，神疲乏力，或见形寒怕冷，面色㿠白，舌质淡胖，苔白滑，脉沉迟而涩或结代者，为心气（阳）虚证。久病耗伤阳气、心气心阳虚衰，鼓动无力、心脉失养，胸阳不展。治当益气温阳、养心复脉，可予保元汤加减，阳虚明显者可加仙茅、淫羊藿温肾阳，助心阳。偏于阳虚寒凝者，当温阳散寒，可用宽胸丸、参附汤、参附龙牡汤。

若胸闷胸痛，伴呼吸困难，张口抬肩，喘促气微，形寒肢凉，为心肾阳虚之象，心阳衰于上，肾阳衰于下，阳虚水泛，水饮上凌心肺。若见冷汗出，四末不温，脉微欲绝，为阳气欲脱之象，治疗需回阳救逆，扶正防脱，常以参附汤加减。

（2）益气养阴：临床表现为胸痛隐隐，伴心悸、气短乏力，活动后加重，失眠，舌胖淡而嫩，少苔，脉沉细者，为气阴两虚之证。为久病耗伤气阴，气虚血少，心失所养所致。治当益气养阴，养血宁心。常以生脉散、黄芪生脉散、炙甘草汤等加减。

（3）化痰活血：临床表现为胸闷胸痛，严重者胸部窒闷有濒死感，纳呆脘闷，舌暗苔厚腻，脉弦滑或结代者，为痰浊瘀血痹阻心脉之证。急性心肌梗死为冠心病的严重类型，患者往往发病前有心绞痛症状，未得到及时有效治疗，痰浊、瘀血等病理产物聚积于心脉中，导致心脉突然痹阻不通而发病，故其痰瘀之象往往较重。史教授常以丹参饮、冠心Ⅱ号（丹参、川芎、赤芍、红花、降香）行气活血，四物汤以养血和血，瓜蒌薤白半夏汤、二陈汤以化痰。痰浊的形成往往因素体脾胃气虚或饮食不当损伤脾胃，脾胃气滞所致；瘀血的形成或为阳气虚弱，推动无力，或为气机郁滞，血行不畅所致。故在化痰活血同时，气虚或阳虚者，需益气或益气温阳；胃脘积滞而气机壅滞者，加枳壳、砂仁、陈皮调中和胃，枢利气机；肝郁气滞，情绪激动时胸痛发作者，加柴胡、香附、郁金等疏肝理气解郁；胸痛剧烈，舌质紫暗者，可短期应用生蒲黄、五灵脂、乳香等活血破血，行瘀止痛。

（4）解毒：现代医学研究显示，急性心肌梗死在心肌坏死基础上，发生心室重构，心功能减退，是导致心肌梗死不良预后的独立危险因素，这一系列病理改变与中医"毒"邪致病的特点（起病急骤、直中脏腑和腐肌伤肉、传变迅速）相似。故史教授提出，急性心肌梗死的发病存在"毒"邪致病以及瘀毒从化联合致病的病机特点，瘀血阻滞脉络，血行滞涩不行，瘀久不消，蕴而化热生毒，腐肌伤肉，导致组织器官变性坏死。因此，治疗心肌梗死，除采用益气活血化痰通络等治法外，还应注重祛除血脉之邪毒。对于表现为胸痛剧烈、口气臭秽、急躁易怒、舌质紫暗甚或有瘀斑，舌苔黄腻者，当活血散血，清化痰热，清热解毒，可予大黄、黄连、虎杖、金银花、桃仁、红花、丹参、莪术等。史教授认为，大黄可下瘀血，散热毒，推陈致新，故有大便秘结者，可用生大黄，无便秘者，则用熟大黄，取其凉血散瘀解毒之用。对伴有脘腹胀满，恶心欲吐，舌苔厚腻，脉弦滑者，为痰浊蕴毒内盛之象，当祛痰化浊解毒，可予大黄、连翘、藿香、佩兰、苍术、半夏、土茯苓、瓜蒌等。不论是热毒还是湿毒的治疗，当注意只有血脉调和，毒邪方可化解消散。避免应用大量苦寒药凉遏血脉，否则更易生湿化浊，使邪毒郁结更甚。

史教授指出，急性心肌梗死病理过程中所生之毒邪，不仅有热毒，也有湿毒、寒毒等，寒毒往往因为患者素体阳气不足，兼感受寒邪，凝滞血脉而致胸痛剧烈，遇寒加重，畏寒肢冷，舌质淡暗，苔水滑，脉沉紧涩，此时可予细辛、荜茇、高良姜、肉桂等。

（5）祛腐生肌：急性心肌梗死患者坏死的心肌组织虽不像普通痈肿疮毒，引起局部红肿热痛甚或全身炎症反应，但坏死物质的吸收，同样引起血白细胞水平升高及体温轻度升高。中医外科常用祛腐生肌法治疗痈疮肿毒，史教授认为，中医治疗急性心肌梗死，也可在祛瘀毒、浊毒的基础上，辅以祛瘀生肌药，以修复坏死心肌周边的缺血心肌，促进侧支循环的建立，改善心肌供血，促进冬眠心肌和顿抑心肌的恢复，改善心室重构，改善心功能。

祛腐的实质是以活血解毒、祛湿解毒等药物祛除浊毒、湿毒、瘀毒等病理产物。生肌法又可根据临床辨证，分为清热解毒生肌法、活血化瘀生肌法、扶正补虚生肌法等。史教授根据冠脉血流突然中断而致心肌缺血缺氧坏死这一因瘀致毒的病理变化，祛腐生肌常以活血解毒为主，辅以益气化痰，药用三七粉、血竭粉、酒大黄、金银花、黄芪、西洋参、人参、瓜蒌、薤白等。方中人参补心气、宗气、元气，对心肌梗死后出现心功能不全患者尤其适用，如表现为气阴两虚或气虚兼郁热者，可以西洋参代替人参。黄芪与人参相须为用，增强补心气、宗气力量。同时，黄芪益气可托毒、化腐以生肌。血竭、三七、酒大黄可化瘀生新，如《新修本草》中对血竭功效的描述："疗心腹卒痛，金疮出血，破积血，止痛，生肌，去五脏邪气。"酒大黄除活血化瘀外，还可清血分热毒。瓜蒌、薤白宽胸化痰，痰浊去则胸阳可复。

六、益气活血利水治疗慢性心力衰竭

慢性心力衰竭是进展性疾病，心肌细胞肥大、心室重构逐渐向心室收缩和（或）舒张功能障碍转变，临床表现是呼吸困难、运动耐量减退和水钠潴留。心力衰竭为各种心脏疾病发展的终末阶段，其患病率随着心血管疾病发病率的上升而上升。国外流行病学调查显示，心力衰竭的患病率为 1.5% ～ 2.0%，且随年龄的增长呈上升趋势，70 岁以上人群中，10% 患有心力衰竭。2020 年阜外医院高润霖院士、王增武教授等在《欧洲心力衰竭杂志》发表关于我国心力衰竭流行病学调查的最新结果显示，在我国年龄 ≥ 35 岁居民中，加权的心力衰竭的患病率为 1.3%，即约有 1370 万心力衰竭患者。心力衰竭患者往往有高再住院率、高病死率的特点，给家庭和社会带来沉重的经济负担。史教授采用中西医结合方法治疗慢性心力衰竭，可明显改善患者症状，减少再住院率，提高活动耐量，改善心功能，改善心室重构。

慢性心功能不全中医尚无固定病名与其对应，结合本病的临床症状和体征，可将本病归属于中医学"虚劳""喘证""水肿""心水""痰饮"等病证范畴。传统中医多从"水气停滞"认识心衰，如张仲景在《金匮要略》中指出"心水者，其身重而少气，不得卧，烦而躁，其人阴肿"，认为"身重不得卧"的病因是水气内停。

1. 病因病机认识

现代医学认为心功能不全的生理病理基本可分为三个方面：一为心脏收缩、舒张功能下降；二为血液循环障碍、水液代谢产物滞留；三为神经内分泌系统激活。史教授结合现代医学的认识，在传统理论的基础上，认为心力衰竭的临床症状多由上焦心肺受损为始，继而损及中焦脾胃、下焦肝肾，五脏传变可复损上焦心肺，最终致真气耗竭，邪气蕴结壅盛，阴阳离决以致死亡。病变涉及全身气、血、津液的代谢，病位涉及五脏六腑，病情取决于正气损伤程度和正邪消长的过程。基本病机以五脏元气虚损，尤其心气虚、心阳虚为本，血脉瘀滞为疾病发展的中间环节，水饮内停为心衰的病理产物。心衰发展的不同阶段，实际上是"虚""瘀""水"三者的相互转化。

史教授认为，心脏收缩血液进入外周循环，心脏舒张血液回流至心，有赖于心气推动和心阳的温煦，即心脏收缩舒张功能减退多属气虚、阳虚。心力衰竭发病之初，心气亏虚、心阳不足，心不能主一身之血脉，故心脏收缩舒张功能不全。收缩功能减退则全身组织灌注不足，患者常出现活动耐量减退、气短乏力、脉沉而无力等；心脏舒张功能不全则肺循环淤血，患者表现为活动后喘憋、夜间阵发呼吸困难，甚或端坐呼吸等。随着病程进展，心气、心阳亏虚，无力运血或寒凝血脉，皆可致血液凝滞而为瘀。气虚和阳虚不仅在于心，还涉及脾气（阳）虚、肾气（阳）虚、肺气虚、宗气虚。史教授认为心力衰竭的患者常兼脾气失运、肾阳气化不足及腑气不畅等，此与"心为五脏六腑之大主"的功能异常有关。

心气虚、心阳虚进一步发展，心不能主血脉运行，血脉瘀阻，形成瘀血，如《灵枢·经脉》所言："手少阴气绝，则脉不通，脉不通则血不流。"《灵枢·邪客》云："营气者，泌其津液，注之于脉，化以为血。"津血同源互渗，心气亏虚，影响津液运行，停聚体内，形成水饮之邪，泛溢肌肤则发为水肿，上逆犯心肺则心中悸动不安，喘而不得卧。史教授认为，心力衰竭发展的中晚期，瘀血内阻、壅遏脉道，津与血同行于脉内，津液运行不利，渗于脉外，发为水肿；水液停滞，经脉气血运行不畅，虚而为滞为瘀。"水""瘀"相互影响，相互转化，由"瘀"致"水"，又可因"水"加重"瘀"，形成水瘀互结，进一步阻遏阳气的温煦和宣发，导致心功能恶化。

2. 中医治疗

史教授认为，心气虚、心阳虚为心力衰竭发病的根本，"瘀血""水饮"多为阳气亏虚，不能温运血脉、化气行水所致。因此，要根据心力衰竭发展不同阶段的证候特点，以益气温阳、活血利水为主进行治疗。

（1）**补益心气、温运心阳**：心气、心阳是温运和维持心脏生理功能的基础，心气亏虚、心阳不足，患者常会表现出活动后胸闷气短、乏力、舌淡胖、脉沉弱无力等。史教授认为补益心气、温心阳是改善心功能的关键，其常用甘温的生黄芪和人参补气助阳，史教授认为不应只用党参，党参善补脾气，补心气、元气之力则不足。人参为补气第一要药，入脾、肺、心、肾经，既大补元气，又补益心肺宗气；生黄芪长于补气升阳、利水消肿。与炙黄芪补脾气、补肺气不同的是，生黄芪善补宗气，贯血行，且可利水消肿，故史教授提倡用生黄芪。参芪相须为用，可增强补气之效用。人参性多守而不走，生黄芪性走而不守，两药相伍，补气而不壅滞。现代药理研究显示，人参皂苷具有抑制心肌肥厚、改善心室重构的作用；黄芪可增强心肌收缩力，抑制心肌细胞肥大，改善心功能。人参常用量为 5 ～ 10g；生黄芪常可用至 30 ～ 60g，气虚较甚者，生黄芪可达 90 ～ 100g，气虚甚者也可生、炙黄芪同用。

心气虚甚则可致心阳虚，桂枝是史教授温通心脉的常用药，其味辛、甘，性温，归心、肺、膀胱经，可温心阳、通血脉。老年心力衰竭的患者，往往存在肾气不足，久病可损及肾阳，常伴有腰膝酸软、畏寒肢冷、舌淡胖苔滑等症。针对此类患者，可予巴戟天、淫羊藿或小剂量的附子、肉桂，有"少火生气"之效。如无血脉凝寒、四肢逆冷或肾阳虚、阴寒内结者，不用附子。附子为大辛、大热、大燥之品，易伤阴散气，长期应用，对慢性心功能不全的长期治疗较为不利。

（2）活血化瘀、利水消肿：瘀血和水饮是心力衰竭的主要病理产物，血脉瘀阻，水饮内停，患者常表现出双下肢水肿、胸闷气喘、舌紫黯、舌下脉络迂曲等。史教授认为心力衰竭发展过程中的瘀血和水饮，互结互化，互为因果，是病情发展和恶化的关键，活血化瘀、利水消肿虽是治标之法，也是治疗本病的关键所在，活血化瘀利水，可促进滞留代谢产物的排泄。

"血不利则为水"，慢性心功能不全的患者水液滞留多因血脉不利导致，故活血利水应以活血化瘀为主，利水为辅。史教授常选用丹参、川芎、益母草、泽兰等活血化瘀；选用车前子、赤小豆、茯苓、猪苓、川椒目等淡渗利水而不耗伤阴液。血脉瘀滞、水饮内停，势必影响气机运行，故处方时常佐以陈皮、香附等行气，使气机畅达，则瘀血易散，水饮易消。

血脉瘀滞、水饮内停是心力衰竭病理过程的有形病理改变，阳气亏虚是心力衰竭发生发展的无形基础。因此，史教授强调活血化瘀、利水消肿的同时，应时刻以温补阳气（早期心、肺、脾；中晚期心、肺、肾）为要，避免单纯温通辛散或渗利水湿而耗窃正气，加重病情。

（3）调畅肺腑：慢性心功能不全，尤其是存在右心功能不全时，胃肠道黏膜淤血水肿，加之因心功能差，患者活动受限，胃肠蠕动减弱，大便秘结或排出困难者较为常见。肺与大肠相表里，大便秘结不通，则腑气不畅，既影响肺气宣降，又进一步影响水液代谢；而且大便秘结可加重肠道淤血状态，影响毒性代谢产物的排泄。调畅大便之法，除了用常规的润肠通便药（当归、肉苁蓉、生白术等）、泻下药（大黄、火麻仁、郁李仁等）外，史教授常用杏仁、瓜蒌仁、桃仁等质润降肺之品。气虚排便无力者用党参、黄芪合甘温润肠药。对于大黄的应用，传统认为其性苦大寒，易伤正气，所以久病正虚者用之恐有虚虚之弊。但史教授认为，对于慢性心功能不全兼有便秘者，用大黄可有以下功效：①通腑以降肺气；②通便促进毒性代谢产物排泄，此非其他通便药所能及；③活血化瘀、推陈致新，促进肠道血液循环。尤其是对肺心病心功能不全合并下呼吸道感染、大便秘结者，使用大黄常可获得较好疗效。临床大黄可用 5～10g，与他药同煎可减弱泻下之性，增强其活血化瘀、祛毒之功。对于无排便困难而见舌苔厚腻，口气臭秽者，可用熟大黄以清热解毒，活血化瘀，而缓其泻下之性。

（4）养阴生津、收敛心气：史教授认为，心气、心阳不似走肌表、温分肉、肥腠理之卫气、卫阳，性剽悍滑疾、无处不到，心气、心阳只有含于营血之内，走于血脉之中，才能温运血脉运行。由于慢性心功能不全多日久难愈，常存在阳损及阴的病理改变，即使临床没有明显的阳虚、气虚症状，亦可存在阳（气）损及阴的潜在病机。在补阳（气）的基础上，稍佐养阴药，可使阳（气）内守，以贯血脉，运血行。因而，在温通心阳时，需酌情加入营血之酸敛养阴药，如麦冬、五味子、白芍、山茱萸等，阴液不虚，则阳气方能注血脉以助血行，药物酸敛之性又可使阳气内守而不外散；且养阴药可以防止温阳化气药物辛温伤阴散气。"善补阳者，必于阴中求阳"，阴阳互根互化，慢性心功能不全者常存在阴损及阳和阳损及阴的过程。史教授临床常在益气温阳的同时，配伍麦冬、五味子、山茱萸养阴敛气，使阳气内守，注血脉以促血行。

心功能不全，中医根据水肿、面目虚浮、恶寒怕冷、心下动悸等症状，临床多用真武汤、苓桂术甘汤以温肾化气行水；根据胸中窒闷、喘息不能卧等症状，多采用葶苈大枣泻肺汤泻肺平喘。但真武汤、苓桂术甘汤中药物皆辛温耗散，久用易耗气伤阴，一般用作阳虚水泛、水气凌心、咳喘上逆的治标之法，临床应用需中病即止。葶苈子苦寒伤正，故葶苈大枣泻肺汤常用作治疗肺气膹郁、喘息不得卧的权宜之计，且需与补心气、宗气药同用。

七、祛风清热、活血调脉治疗快速性心律失常

快速性心律失常，包括窦性心动过速、室上性心动过速、室性心动过速、房扑、快速性房颤等。患者常以心悸为主要症状，故归属于中医学"心悸"范畴。

1. 病因病机认识

心悸的病因可分为"虚""实"两个方面：虚者多为先天禀赋不足、久病体虚、劳倦或饮食所伤而致人体气血阴阳亏虚，神失所养。如《丹溪心法》中指出"人之所主者心，心之所养者血，心血一虚，神气不守，此惊悸之所肇端也"，此为心悸虚证的病机。实者，则因七情内伤或感受诸邪致痰热、心火等邪气阻于经络、瘀血痹阻心脉，扰乱心神，如《济生方·惊悸》中指出："风寒暑湿闭塞诸经而怔忡。"

快速性心律失常虽有因虚者，但多虚热兼见，纯虚者少，纯阳虚寒凝者更少见。快速性心律失常在临床中脉象多见数、疾，《四言举要》言："数脉属阳，六至一息，七疾八极九脱。"数脉主阳热；疾脉主阳盛极热，伤及阴液。故疾脉若持续时间短，阴液受损较轻，疾脉持续时间越长，阴液受损愈重，直至阴阳离决。窦性心动过速者多为数脉；阵发性室上性心动过速或阵发性室性心动过速者多为疾脉。快速性房颤虽然脉率增快，但节律不规整，当属促脉范畴。

2. 中医治疗

史教授认为，快速性心律失常的基本病机为各种虚实病因，导致心气不调、血脉不和，以致节律紊乱。虚者补益气血，调理阴阳，以求气血调畅，阴平阳秘，并配合应用养心安神之品，促进脏腑功能的恢复。实者化痰、清热、活血化瘀，并配合应用重镇安神之品，以求邪去正安，心神得宁。在补虚泻实基础上，注重调心气、和血脉。

（1）气血（阴）两虚证：患者或因先天禀赋不足，或后天疾病耗伤而致气血化生不足，气虚则心无所主，血虚则心失所养，故而见心悸、心烦

失眠，气短乏力，面色萎黄，舌淡红苔薄白或少苔，脉沉细数。治宜益气养血，养心安神，归脾汤加减。而气阴两虚证可予炙甘草汤加减。炙甘草汤又称"复脉汤"，是治疗心慌的重要方剂。

（2）阴虚火旺证：肾水亏虚，水不济火，心火偏亢，扰乱心神，而致心神不宁，心悸易惊，心烦失眠，五心烦热，口干，盗汗，腰膝酸软，耳聋耳鸣，头晕目眩，舌红少津，苔薄黄或少苔，脉细数等。治疗当滋阴降火，养心安神，可予天王补心丹合朱砂安神丸加减。心阴虚证，病程日久，临证用药，当注意补而不滋腻，补而不助邪，常用药物如天冬、麦冬、五味子、黄精、玉竹、沙参、玄参、生地黄、龟甲、鳖甲、何首乌等，若嫌滋腻，则可适当加入砂仁、白蔻仁、陈皮等和胃消滞之品以制之。若兼心血瘀阻，胸闷刺痛，舌有瘀点瘀斑，脉细数，加丹参、赤芍、桃仁、川芎等。部分快速性心律失常患者因心率过快，气血瘀阻不达四末，而见四末不温。若不注意促脉属热，急需凉血清热，反将肢凉、胸闷、气短判断为阳气虚，而用温阳散寒、益气通脉之法，则是阴阳颠倒、寒热错谬。

（3）痰火扰心证：痰湿内蕴，日久化热生火，痰火扰心而见心慌，胸闷，心烦失眠，头晕失眠，痰多，口干苦，口气臭秽，大便秘结，小便短赤，舌苔黄腻，脉滑数。治宜清热化痰，镇心安神，常用黄连温胆汤加味。根据火热程度，可酌加栀子、黄芩、淡竹叶、苦参等。

（4）冲任不调：围绝经期女性，反复发生窦性心动过速、阵发性室上性心动过速等，但并无器质性心脏病，平素可见头眩耳鸣，腰酸乏力，两足欠温，时或怕冷，时或烘热，心烦意乱，舌质淡，脉沉细，为冲任不调之证。可用二仙汤（淫羊藿、巴戟天、仙茅、当归、黄柏、知母）加甘松、苦参、五味子、酸枣仁等，随证加减。二仙汤用甘温补肾药淫羊藿、巴戟天、仙茅和养阴（坚阴）清热药黄柏、知母配伍，寒温相济，调理阴阳，性柔而不燥。方中当归养血柔肝活血，归十二经，助二仙调补冲任。全方寒热并用，精血兼顾，温补肾阳而不辛热燥烈，滋肾柔肝而不寒凉滋腻，共奏温补肾阳、滋阴降火、调理冲任之功。

除上述分型辨证外，快速性心律失常患者，往往发无定时，常伴有失眠、多梦、易惊、心烦等心神不宁症状，需根据患者虚实情况，予以养心安神或镇心安神。气血两虚、心肝血虚或心阴虚者，予酸枣仁、首乌藤、柏子仁等养心安神。失眠心烦，因于心肝火旺者，用黄连、淡竹叶、苦参、莲子心、栀子、菊花、夏枯草、决明子等清心肝之火以坚心阴。心阴虚，虚火上炎者，用地骨皮、生地黄、白薇等清虚火。不论虚火、实火，火邪上扰心神，必致心神不宁，可酌加珍珠母、生龙骨、生牡蛎等以镇心安神。

室上性心动过速、心房扑动、心房颤动等快速性心律失常，发作突然，症状明显，缓解时可无任何症状，在缓解时难以综合临床症状进行辨证论治。然而这种发病急骤、病情进展迅速的特点，恰与中医"风"邪致病的特性相似。因此，临床以风邪致病阐释其病因病机，并进行辨证论治，为临床治疗快速性心律失常提供新的理论依据和思路。

脏腑功能的正常有赖于五脏气血阴阳调和，气血和调，脉气相互顺接，则心神内守而不外越，心律自可如常。风邪有内风、外风之分。五脏阴阳气血失调，既可因抗邪能力降低而感受外风，又可生内风。临床观察，肝阳化风、肝热生风、阴虚风动、血虚生风等均可使内风动摇心神，出现突发突止的快速性心律失常。因此，在辨证论治的基础上酌加祛风、息风之药，可提高阵发性房颤的疗效。如兼外风者在常规辨证用药基础上加防风、羌活、独活、柴胡、升麻、葛根、菊花、桑叶等；属肝阳化风者加平肝息风之品，如磁石、龙骨、牡蛎、珍珠母、羚羊角、天麻、钩藤、白蒺藜、僵蚕等；属肝热化风者加凉肝息风之品，如羚羊角、钩藤、地龙等；属阴虚风动者加滋阴潜阳之品，如龟甲、鳖甲等；属血虚风动者加养血祛风之品，如当归、白芍、阿胶等。

八、补气温阳、调和血脉治疗缓慢性心律失常

缓慢性心律失常，包括窦性心动过缓、窦性停搏、房室传导阻滞、病态窦房结综合征，患者心率小于 60 次 / 分，可出现心慌、气短、胸闷、头晕等，活动后明显，严重者可因心动过缓导致心排血量减少，一过性脑供血不足而出现黑蒙或晕厥。目前西医尚无理想治疗方法，对心动过缓重症可行心脏起搏治疗。置入起搏器后虽可纠正心动过缓，但部分患者可出现起搏器综合征，不仅症状改善不明显，而且生活质量受到了影响。

中医认为心动过缓者表现为心慌、头晕、晕厥者分别归属于"心

悸""眩晕""厥证"等范畴。心动过缓表现为心慌者，其心悸往往为无惊而悸，属中医"怔忡"范畴，《济生方·怔忡论治》："夫怔忡者，此心血不足也。"

1. 病因病机认识

患者或因久病体虚，或劳累过度，损伤心气，久耗心阳，心失温养而发为心悸。气与血互根互用，"气为血之帅，血为气之母"，气能行血、摄血，而血能生气、载气。心气旺盛，可鼓动心血在脉道中循行，脉道充盈，则脉象缓和有力；心气不足，无力推动血液在脉道中正常循行，心脉不畅，则脉象迟缓；心血不足，必致心气虚弱，同样可致心脉不畅。心为阳脏，居上焦而主阳气。心气虚进一步发展，心之温运血液作用失常，鼓动血行功能减弱，而致心阳虚衰，血行滞涩，心脉不畅，则亦可致脉象迟缓。所以，心气虚或心阳虚，心脉不畅为缓慢性心律失常的常见病机。心阳为一身阳气之主，肾阳为一身阳气之根，心阳对肾阳具有温煦、统帅的作用，肾阳对心阳具有化生、资助作用。故心阳虚可致肾阳虚，临床上也常见心肾阳虚之证，患者表现为心悸、神疲乏力、形寒肢冷、小便清长等。

心气虚，无力推动血液在脉道中正常循行，心脉不畅，日久致瘀；或心阳不振、心肾阳虚，不能温运血行，血行滞涩，日久致瘀；阳气不足，失于温煦推动，则阴寒内生，寒凝心脉，瘀血内阻，心脉不畅，则脉象迟缓。故寒凝血瘀为缓慢性心律失常的另一常见病机。

在《伤寒论·辨太阳病脉证并治》中有"脉来缓，时一止复来者，名曰结；脉来数，时一止复来者，名曰促。脉阳盛则促，阴盛则结，此皆病脉"。张仲景及后世多位医家皆认为脉缓之心悸多因阳气不足或阴寒内盛所致。《濒湖脉学》有"迟而无力定虚寒""结脉皆因气血凝""代脉都因元气虚"的记载。气为血帅，气行则血行，气旺则血盛，故气虚则血少脉涩；而阳虚则脉实，脉寒则率急，血寒则凝泣，气阳衰微，无力鼓动血脉，气血不能接续而见迟、结、代、促等脉，并可致脏腑失于温养，而产生临床诸症。即缓慢性心律失常的基本病理为阳亏气衰、阴寒内结、血脉瘀滞。

阴阳互根互用，阳损及阴，气阳虚亦可致阴虚，而见气阴两虚或阴阳两虚。心阴虚则不能充盈血脉，心无所养，则有心慌慌然悸动不安之感。

阴血虚衰，血脉不充，脉行无力，故脉来迟缓。

心阳虚或心肾阳虚，水液代谢失于温煦、布散，可致水湿内停。"血不利则为水"，瘀血内阻，日久也可致水湿内停。水饮凌心可致心悸、喘憋、水肿等，所致之心悸为缓慢性心律失常的重症，预后差。

综上，缓慢心律失常的基本病机是以虚为本，即心气虚、心阳虚、心肾阳虚、气阴两虚或阴阳两虚，寒凝血瘀或兼水饮凌心为标。当然，缓慢性心律失常也有因热结脉、脉率迟缓者，但纯热者较为少见。

2. 中医治疗

治疗当根据病机以补益心气、温振心阳或温补肾阳，或益气养阴、阴阳双补，活血化瘀，安神定悸为主，对心肾阳虚，水饮凌心者，当温补阳气，温寒逐饮。

（1）心气（阳）虚证： 症见心慌气短，胸闷或隐隐作痛，甚则突然晕厥，神疲乏力，面色㿠白，形寒肢冷，舌淡，苔薄白，脉沉细缓或结。治疗以补益心气、温振心阳为主，可予桂枝甘草龙骨牡蛎汤合保元汤化裁。补益心气常用人参、党参、黄芪、太子参等，温振心阳常用桂枝，桂枝可温通心阳、温通心脉，与黄芪配伍益气温阳，和血通脉。若方中一派益气温阳药物易伤心阴，而致阴不敛阳，不利于阳气恢复，故可伍用白芍养血和营，桂枝与白芍一收一散，酸甘化阴，防止桂枝辛温发散耗气伤阴。

史教授治疗缓慢性心律失常常气阳并补，心肾并温。气阳并补才不致温散耗气。即使没有明显的肾阳虚症状，亦应在温心阳同时配伍温肾药，如淫羊藿、补骨脂、巴戟天、菟丝子等，单纯温通心阳虽起效快，但疗效不易巩固；单纯温补肾阳，则起效缓慢；心肾并温，可达到起效快而疗效巩固的目的。心肾阳虚轻症可选仙茅、淫羊藿、巴戟天、补骨脂等温补肾阳。心肾阳虚重症，当选附子、肉桂等温阳散寒通脉。麻黄附子细辛汤对心肾阳虚重症患者可短期应用，因方中三味药辛温升散之性均较强，虽可伸发阳气，温经散寒，但易耗伤气阴，故临床应用当中病即止，避免长期应用伤及正气。心率在每分钟 50 次左右，自觉症状不明显者，可用保元汤或补心汤加温阳补肾及活血调脉药治之，不宜用麻黄附子细辛汤，毕竟此方辛温燥烈，易散气耗阴。在益气温阳方中可配伍麦冬、五味子、生地黄等滋阴之品养阴、收敛心气，可使阳（气）内守，以贯血脉，运血行。

心气虚或心肾阳虚日久，必致血瘀，故治疗缓慢型心律失常，需加用活血化瘀调和血脉药物，如丹参、当归、赤芍、牡丹皮、鸡血藤、川芎、延胡索、蒲黄、三七等。

（2）气阴两虚证：久病或劳思过度，耗气伤阴，气阴两虚，阴血不足则心失所养，心气不足则鼓动无力，可见心悸气短，神疲乏力，遇劳加重，失眠多梦，口干喜饮，舌淡红，苔少，脉细弱而缓，可以炙甘草汤化裁治疗。《伤寒来苏集·伤寒附翼》中对炙甘草汤的论述："生地为君，麦冬为臣，炙甘草为佐，大剂以峻补真阴，开来学之滋阴一路也。"阴不得阳则不生，阳不得阴则不长，在大剂量滋阴药物基础上加桂枝、生姜，又以酒煎服，既能通阳以利血脉，又能滋阴而无壅滞之弊。诸药合用，使阴血足而血脉充盈，阳气旺而心脉通畅。

（3）水饮凌心：心肾阳虚，水饮内停，水气上凌于心，扰乱心神，可见心悸怔忡，胸闷喘满，气短神疲，头晕胸闷，形寒肢冷，伴恶心，欲吐，流涎，小便短少，下肢浮肿，舌淡胖，苔白滑，脉沉细而缓。治疗可在真武汤、苓桂术甘汤的基础上加引血归经、引血下行的药物，如川牛膝、当归，以及泽兰、益母草、赤小豆、车前子等活血利水药。

少数患者症状与舌脉不一致，这种情况临床辨证可舍症从脉。脉沉迟可作为寒滞血脉、阳气不运的特征。史教授曾治疗一例病态窦房结综合征患者，患者舌质红、苔黄，从舌象来看，为气阴两虚、痰热内蕴，然用生脉散加温胆汤治疗无效，根据患者平时畏寒怕冷，指甲根部色白微青，脉弦而有力，改用麻黄附子细辛汤加桂枝、白芍、生地黄、淫羊藿、黄芪等，取得良效。

九、分型辨证施治双心疾病

大量研究表明，心血管病与心理因素存在密切联系。心血管病患者由于心理应激或心理负担过重，常伴发紧张、焦虑、抑郁等精神心理问题，而这些精神心理问题又会进一步增加心血管事件的发生。当心血管疾病与焦虑、抑郁等精神类疾病共存于同一个体时，现代医学称之为"双心疾病"。这类患者往往存在治疗难度大、依从性差等特点。中医院心血管科患者中有很大比例为双心疾病，其中有的患者不愿承认自己有精神心理障碍而拒绝接受西药抗焦虑、抗抑郁治疗，有的服用西药后不能耐受副作用，均来找中医诊治。虽然双心医学是近十余年的新兴学科，但中医学对心脏疾病与心理疾病的联系早有认识，中医学素来重视"形神合一"的整体观念，其对双心疾病的认识，正是整体观念的体现。

《黄帝内经》提出了"心"的两方面生理功能，即"主血脉"和"主神明"。《素问·灵兰秘典论》言："心者，君主之官，神明出焉。"神，指的是人的精神、意识、思维和情志，心"主神明"，即心主持、协调、管理包括精神意识思维在内的生命活动。血脉是神的物质基础；神明是生命活动的全部外在表现，是功能活动。只有血液充足和通畅，心神才能得以清明。即心"主血脉"和"主神明"两个功能是相互依存、相互影响。

基于传统医学对"心主血脉"和"心主神明"的认识，心系疾病的表现主要与血液运行障碍和情志活动异常有关。当心主血脉功能异常时，心气不能推动和调节血液循行于脉管中，造成血行瘀滞，出现胸闷、胸痛等。唐容川在《血证论》中有"血虚则神不安而怔忡，有瘀血亦怔忡"之论，即心之气血阴阳不足，心失所养，就会出现心神失养的表现，如心慌、失眠多梦等；也可因痰、火等邪气扰动心神，而出现心悸、失眠、烦躁等。这也解释了为什么冠心病患者常有抑郁或焦虑症状出现。如心主神志功能异常，可出现精神意识思维的异常，表现为失眠、多梦、神志不宁，甚至谵狂，或反应迟钝、健忘、精神萎靡等。

1. 病因病机认识

张景岳在《类经·疾病类》提出："心为五脏六腑之大主，而总统魂魄，并赅意志，故忧动于心则肺应，思动于心则脾应，怒动于心则肝应，恐动于心则肾应，此所以五志唯心所使也。"指出了心有（即神）调节脏腑的生理功能，而情志过极皆可伤及心神，最终导致脏腑功能异常。这与西医所讲的过度或持续心理应激，通过神经—内分泌—免疫—代谢等机制，促进心身疾病的发生发展相一致。心主血，而血是神明的物质基础，所以心是情志之君脏。情志是否引发疾病，心神起着主导作用。

双心疾病多是心血管疾病合并焦虑或合并抑郁。史教授认为，心血管疾病合并不同的精神障碍类型，其病机亦有差别。

双心疾病表现为焦虑状态者，或因长期疾病困扰或其他因素所致情志不遂，导致体内气机失调，肝气郁结，久而化火。肝心为母子之脏，其气相通，肝火引动心火，火扰心神，患者除出现如胸闷、胸痛、心悸、气促等心系疾病的症状外，还可见心肝火旺的症状，如头晕头痛、烦躁、易怒、惊恐、狂躁、失眠等。如肝气郁结，气滞日久可致血瘀，瘀阻于内，则脉络不通，心失濡养，而出现胸闷、胸痛等"不通则痛"的表现，以及心悸等心失所养之症。或忧愁思虑太过，暗耗阴血，使心肾两亏，阴虚血少，阴虚生内热，虚火扰心，故胸闷、胸痛、心悸、失眠多梦等，可见虚烦、口舌生疮。或为痰湿郁久化热，痰随火热邪气上扰心神而致心烦急躁、失眠、心慌等。

双心疾病表现为抑郁状态者，或因素体脾虚，加之忧思伤脾或疾病耗伤，心脾两虚，气血不足，气虚则运血无力，日久致瘀，血虚则心脉不充，心神失养；血瘀则心脉痹阻不畅，故见胸闷胸痛、心中惕惕、善惊易恐、失眠多梦、神疲乏力、精神萎靡等。脾虚运化失常，水谷不能正常运化而化生痰湿，痰气胶着，痹阻心脉，蒙闭清窍，而致胸胁满闷，头昏困倦，肢体酸懒，郁郁寡欢，悲观厌世等。或因先天禀赋不足及后天调养失宜，脾肾阳虚，阳气不能循行周身，气机郁滞，而见气短懒言、畏寒怕冷、神情呆滞、精神萎靡、情绪低落等。

总体而言，双心疾病表现为焦虑状态者多为心肝火旺、痰火扰心、气滞血瘀等所致，以邪实为主；表现为抑郁状态者多为心脾气血两虚、脾肾阳虚或痰浊蒙蔽清窍所致，以正虚或虚实夹杂多见。

2.中医治疗

总以补虚泻实、调理心神为大法，根据心血管疾病所合并的不同精神障碍类型进行分型辨证施治。表现为焦虑状态者，往往因情志因素导致体内气机失调，气血失和，故治疗以疏肝解郁、调畅气机、调理气血为主。对于双心疾病患者表现为抑郁状态者，表现为情绪低落、少语懒言、无心治事、愁容满面、自卑消极、思维行动迟缓等，这些外在表现为气虚、阳气不振，治疗除调畅气机外，需补气、补肾，在此基础之上，再随证治之。

（1）合并焦虑状态

①痰热扰心，心神不宁：症见胸闷心烦，泛恶嗳气，伴有头重目眩，口苦，失眠，舌红苔黄腻，脉滑数。治疗当清热化痰，宁心安神为法，以黄连温胆汤加味。竹茹、黄连清热化痰，痰热重者可用胆南星，若大便稀溏者胆南星改为制南星；以陈皮、茯苓、法半夏、枳壳理气和胃，健脾化痰；龙骨、牡蛎镇心安神；可重用酸枣仁、百合以救受伤之心神。

②肝郁化火，痰瘀互结，心神不宁：症见胸闷不舒，胸胁胀痛窜痛，咽中似有物梗，急躁易怒，口苦目赤，失眠多梦。肝木克脾土，肝郁易致脾虚，痰浊内生，气滞而血瘀，故肝郁化火者常同时合并有痰瘀互结之证。治疗当疏肝解郁，化痰活血，泻火安神。以柴胡疏肝散合龙胆泻肝汤加味。以牡丹皮、栀子、龙胆草、黄芩清泻心肝郁火，以柴胡、香附、川芎疏肝解郁，以丹参、牡丹皮、赤芍活血化瘀，以龙骨、牡蛎、珍珠母镇心安神，以生地黄、百合、天冬、麦冬养心安神，黄连、法半夏清热化痰。

③心肾阴虚火旺，心神不宁：症见胸闷，胸痛隐隐，心悸盗汗，心烦不寐，腰酸膝软，头晕耳鸣，五心烦热等。治疗当滋阴清热，养心安神，以天王补心丹合百合地黄汤化裁。生地黄、天冬、麦冬、玄参、百合滋阴清热降火，当归、丹参、赤芍、川芎活血化瘀，人参补气以生血，酸枣仁、柏子仁、茯苓、远志养心安神，尚可加生龙骨、生牡蛎、珍珠母等重镇安神之品。

（2）合并抑郁状态

①心脾两虚夹瘀，心神失养：症见胸闷或胸痛隐隐，活动后加重，心中惕惕，善惊易恐，失眠多梦，神疲乏力，头晕健忘，面色萎黄，食欲不振，精神萎靡，舌淡暗，苔薄白，脉细弱。治疗以补益心脾，活血化瘀，养心安神为法，归脾汤合桃红四物汤化裁。当归、丹参、酸枣仁养心血，而当归、丹参与红花配伍以活血化瘀，党参、茯神、黄芪、炙甘草、白术益气健脾，养心安神，首乌藤、合欢皮安神，龙骨、牡蛎收敛浮越之心神。

若脾虚痰浊内生，胸闷脘痞，纳呆泛恶，肢体困重，舌苔白厚腻者，可加二陈汤燥湿化痰，石菖蒲、远志、郁金等化痰开窍。

②脾肾阳虚，气机郁滞：症见气短懒言、畏寒怕冷、神情呆滞、精神

萎靡、情绪低落，失眠健忘等。治疗以温补脾肾，疏肝理气，可予自拟补肾理气方：淫羊藿、巴戟天、仙茅、菟丝子、山萸肉、白芍、柴胡、玫瑰花、枳壳、远志、合欢花。仙茅、菟丝子、巴戟天、淫羊藿辛温通阳，"益火之源，以消阴翳"。山茱萸、白芍补肝肾之阴，体现了"善补阳者，必于阴中求阳"的理念。柴胡、玫瑰花、枳壳理气疏肝，远志、合欢花安神。

（3）酌加疏肝解郁之品： 经临床观察，双心疾病患者不论合并哪种状态，均存在不同程度的肝郁表现，故治疗中根据肝郁轻重程度，酌加疏肝解郁之品以调气机、和血脉、畅情志，情志和合则气和脏安、气血通畅。叶天士说："肝为刚脏，必柔以济之，至臻效验耳。"然疏肝之品多香燥，易耗伤阴血，若一味疏肝理气，虽当时症状缓解，久用则阴血更显不足，肝失濡润则肝气易郁，肝阴不足易致肝阳上亢。故对肝郁较轻者，可予玫瑰花、代代花、百合花、茉莉花等花类药物，解郁而无香燥伤阴之弊端。且可配合滋阴养血、柔肝、敛肝之品，如白芍、当归、地黄、枸杞子、女贞子、旱莲草、桑椹等，以滋水涵木、养血柔肝，既补肝体，又助肝用，胜于单独一味辛散疏肝。疏肝之品用之不当可耗气、破气，导致或加重气虚，因此，对冠心病表现为动则胸闷胸痛的患者，为本有气虚，若要久用疏肝理气之品，当加黄芪、党参等扶助正气。

（4）酌加安神之药： 双心疾病患者，因病邪虚实的不同，或为心神失养，或为心神被扰，故可根据虚实不同酌加安神之品。如心血不足，心失所养，可加柏子仁、酸枣仁、五味子、茯神、首乌藤、合欢皮、远志等养心安神之品；对于心神被扰者可加龙齿、牡蛎、磁石、珍珠母、琥珀粉等重镇安神之品。

（5）注重人文关怀： 双心疾病患者往往病程较长，发作时没有快速、有效的缓解药物，患者心理压力大。所以除常规药物治疗外，对患者进行心理疏导及人文关怀也至关重要，不仅能提高患者的依从性，也有助于药物更好地发挥作用。华佗在《青囊秘录》中有"善医者先医其心，而后医其身，其次则医其病"之言。

人具有社会属性，人体健康与否，疾病的转归与预后除自身发展的规律外，无不受到社会人文环境的影响。中医学的基本特点是"整体观念"和"辨证论治"，这也恰是人文关怀的最好体现。整体观念强调医者要把患者的生理、心理、社会和自然环境看作一个有机的整体，实现以人为本的价值观。详细的问诊会让患者感受到医生的认真、负责以及对患者的关怀，能提高患者的依从性，从而收到更好的临床疗效。舌诊和脉诊不仅可以了解患者的气血津液运行情况，还能帮助医生建立与患者的良好信任，这本身也是一种人文关怀。所以史教授在望、闻、问、切及治疗的整个过程中，都注重对患者的尊重、关怀和同情，并对患者进行心理疏导，使患者建立战胜疾病的信心。正如吴鞠通所说："无情之草木，不能治有情之病，必得开其愚蒙，使情志畅遂，方可冀见效于万一。因为情即神识，药石无知，焉能消其妄执，只宜以识遣识，以理遣情，此即心病还将心药医之谓也。"同理，治疗双心疾病，仅仅依靠无情的草木、针石的作用是不够的，更应重视调畅情志在治疗中的积极作用。

十、解毒散结、调和血脉治疗动脉粥样硬化

动脉粥样硬化是以脂质代谢异常为病变基础，继而引起脂质和复合糖类积聚、动脉斑块形成，进而纤维组织增生及钙质沉着，并有动脉中层钙化，导致动脉壁增厚变硬、血管腔狭窄，严重者可因斑块破裂出血及血栓形成而引发急性心脑血管疾病。动脉粥样硬化是一种由多种因素共同作用引起的疾病，其发病机制涉及基因、环境、代谢、神经、体液等多种因素。目前普遍认为高血脂症、高血压病、遗传因素、吸烟、年龄、糖尿病和肥胖等是动脉粥样硬化的危险因素。

中医无动脉粥样硬化一说，根据其病理机制、症状等，其病因病机可见于胸痹、心痛、真心痛、头痛、眩晕、脉痹、中风、偏枯等的相关论述中。

1. 病因病机认识

动脉粥样硬化患者多数伴有血脂异常。近几十年来，随着生活水平的提高，血脂异常及动脉粥样硬化所致的心脑血管病发病率呈现上升趋势。而外源性摄入过量的高脂、高热量食物，超过体内的代谢能力，是导致血脂异常的重要原因，也是动脉粥样硬化与饮食有关的有力证据。现代中医

认为，动脉粥样硬化的致病因素可分为外感六淫、内伤七情、饮食劳倦、久病耗伤等。

心为君主之官，心主血脉，心气充沛，则能推动血液正常循行于脉管中，濡养四肢百骸。动脉粥样硬化多发生于中老年人群中，年老体虚或先天禀赋不足，心气（阳）不足，心主血脉功能失调，心脉通行受阻，则血脉瘀阻。饮食失调、情志内伤、嗜烟喜酒等均可损伤脾胃，脾胃虚弱，失于健运，则水谷精微不能化生气血，聚湿生痰，且脾主升清降浊，脾气虚弱，清阳不升，浊阴不降，以致痰浊中阻。肾为先天之本，肾中精气是构成人体的基本物质，是其他脏腑功能活动的基础。肾阴虚则脉道涩滞，肾气（阳）虚则无以推动血行、温煦血脉，血行不畅，瘀血内生，阻滞络脉，而成动脉粥样硬化斑块等有形之邪。痰浊、瘀血阻滞，则心脉运行艰涩，与动脉粥样硬化斑块脂质成分沉积的病理过程基本相似。且病程日久，血瘀痰浊互结，蕴而化热酿毒，损伤血管内膜，则可产生血脉闭塞，导致心肌组织缺血加重甚或发生心肌梗死。现代医学研究显示，动脉粥样硬化斑块的形成是一系列炎症反应损伤修复的结果，而炎症反应与中医"毒"邪致病的特点较为类似。毒邪贯穿了动脉粥样硬化进展为心脑血管病的整个病理过程，并是本病迁延不愈、变证丛生的关键因素。

可见，本病的发生，可因饮食、情志、疾病耗伤等，致心、脾、肾三脏虚弱，继而痰浊、瘀血阻滞脉络，并化热成毒，痰、瘀、毒三者不仅是病理产物，同时在疾病的进展中还起着推动作用。

史教授针对动脉粥样硬化提出了"血脉微癥瘕"的概念。癥瘕原指腹中结块所致之疾病，《诸病源候论·癥瘕候》中指出："癥瘕者，皆有寒温不调，饮食不化，与脏器相搏结所生也。其病不动者，直名为癥，若病虽有结瘕而可推移者，名为瘕。瘕者假也，谓虚假可动也。"其中包块坚硬不移动，痛有定处为"癥"；聚散无常，痛无定处为"瘕"。动脉粥样硬化斑块为凸起于血管内皮，固定不移的结块。随着斑块体积增大，相应部位管腔狭窄，阻遏气血运行，造成组织缺氧缺血，引发心绞痛、心肌梗死、脑梗死、外周动脉硬化闭塞等。且动脉粥样硬化斑块常弥漫存在于动脉内皮，大小不等，粥样斑块坏死脱落后或斑块破裂出血引发局部血栓形成，又可阻遏血脉，引发急性心脑血管病。史教授根据动脉粥样硬化斑块以上特点，认为血管壁上固定之结块，与"癥"基本相似，而病变部位弥漫，又有类似"瘕"的特点，因其体积小，故创新性地提出动脉粥样硬化斑块为"血脉微癥瘕"的概念。传统意义上的癥瘕是指宏观的包块，而动脉粥样硬化斑块生于瘀血、痰浊等而结于脉，其小者散而不见，其聚者阻碍气血运行，引发心脑血管疾病，故将其称为"血脉微癥瘕"。

2.中医治疗

动脉粥样硬化早期往往无明显症状，随着病情进展，或因伴随高血压、血脂异常、糖尿病，可表现为头晕头痛、胸闷气短、身重肢困等，需四诊合参进行辨治。临床常见以下几种类型：

心脾两虚证：表现为气短乏力、心悸怔忡、失眠多梦、健忘，舌淡，脉细弱等，治疗上以健脾益气为主，归脾汤加减。

气虚血瘀证：表现为神疲乏力、胸闷气短，动则尤甚，舌淡暗，脉沉弦者，治疗以益气活血为法，可予保元汤合血府逐瘀汤化裁。

肝郁气滞证：表现为胸闷胁胀、喜太息、情绪抑郁或急躁，脉弦者，治疗以疏肝理气为法，柴胡疏肝散、逍遥散加减。

肝肾阴虚证：表现为头晕、头痛、健忘、腰膝酸软，舌红少苔，脉细弱者，治疗以补益肝肾治其本。

痰瘀互结证：表现为眩晕头痛、胸闷胸痛、痰多作恶，舌暗，苔白腻，脉弦滑者，治疗以化痰活血为法。

除根据辨证施治外，动脉粥样硬化的中医治疗，尚需要注意解毒、散结及调和血脉法的应用。

（1）**解毒**：气滞、痰浊、瘀血等病理产物蕴久易酿生毒邪，损伤血管内膜，致病情加重，部分患者甚至可引起急性心脑血管病。这里的毒邪为心脉之毒，血脉之毒，不是其他脏腑和肌腠蕴结之毒，不能仅考虑是热毒，而采用清热解毒之法治疗，此处毒邪还有寒毒、湿毒、浊毒。毒邪致病，往往具有如下特点：发病急骤，传变迅速，易耗气伤阴伤阳，常变生他证，甚至病情危重。且毒邪致病与患病体质密切相关，如素体强壮者，其毒邪致病多表现为实证、热证、阳证；素体虚弱者，则毒邪致病常表现为虚证、寒证、阴证。

舌为心之窍，故史教授常从舌象辨识心脉毒邪之性质。如心脉热毒表现为舌质红、舌苔黄浊垢腻，心烦，伴有胸部满闷者，可在小陷胸汤基础上加凉血活血药如丹参、赤芍、丹皮、郁金和金银花、连翘、莲子心、淡竹叶等清热解毒药。寒毒表现为胸痛剧烈、受寒更甚，舌质淡暗、苔滑腻或灰黑、脉弦紧，可用桂枝、细辛、良姜、制附子、荜茇等散寒解毒。湿毒、浊毒表现为胸闷痛、舌苔厚腻或垢腻、四肢倦怠沉重，可在瓜蒌薤白半夏汤基础上，加半夏、石菖蒲、藿香、佩兰、苍术等芳香化浊解毒。在应用解毒药物时，当注意顾护正气，对气虚、阴虚者，需加益气温阳或益气养阴药物，以扶助正气，助解毒药物托毒化毒。

（2）散结：动脉粥样硬化斑块作为固定结块，治疗除扶正、解毒、活血、化痰外，需配伍散结药物。对舌质紫暗或伴瘀点、瘀斑，舌下络脉迂曲晦暗，脉弦或涩者，为瘀血凝结，在常规理气活血、养血活血基础上，需加破血逐瘀药，如莪术、三棱、白蒺藜、水蛭、土鳖虫、地龙。《医学入门》言："善治癥瘕者，调其气而破其血，消其食而豁其痰，衰其大半而止，不可猛攻峻施，以伤元气。"故破血药的应用当注意用量及使用时间，切莫峻攻伤正。史教授常在此基础上加路路通、王不留行、夏枯草、鳖甲、贝母等散结药物以助斑块消散。

（3）调和血脉：动脉粥样硬化因动脉内膜增厚，弹性减弱，存在血脉失于调和。而血脉调和是血液在脉道中正常循行的基础。血脉失于调和表现为血脉失养和血脉瘀滞两方面。气血亏虚则血脉失养，血脉失其柔顺之性，血脉运行艰涩而易致血脉瘀滞；血脉瘀滞、蕴而酿生毒邪，又可损伤血脉。即血脉失养与血脉瘀滞相互联系、可相互转化，往往共存。血以调和为顺，脉以柔顺为常，故治疗时活血祛瘀通脉应兼顾荣养血脉。

十一、调理脾胃、摄纳肺肾、化痰活血解毒治疗血脂异常

血脂在中医古籍中称之为脂膏，《灵枢·五癃津液别》中有"五谷之津液和合而为膏者，内渗于骨空，补益脑髓，而下流于阴股"，说明脂膏来源于水谷精微，是构成人体的重要组成部分，对人体有濡润、补养的作用。

血脂异常即血中脂膏生成、输布、代谢障碍，属于中医"血浊"范畴，

即当血液受某种因素影响，失去其正常生理状态，物质构成发生变化，血液则浑浊不清。在古籍中也有称之为"膏浊""痰浊""浊毒"等。如《灵枢·逆顺肥瘦》曰"刺壮士真骨，坚肉缓节，监监然，此人重则气涩血浊"，张志聪注曰："其人重浊，则气涩血浊。"血浊轻症的患者可无任何症状，仅在检查时发现血液指标异常；少数患者可见胸闷、头晕、头昏沉等不典型症状。如《医学心悟》中有记载："凡人嗜食肥甘，或醇酒乳酪，则湿从内受。……湿生痰，痰生热，热生风，故卒然昏倒无知也。"

1. 病因病机认识

血液的生理功能为循于经脉之中而濡养全身，若脾气虚运化水谷之职失司，或肺、脾、肾三脏虚衰，水液代谢异常，则水谷、水湿不能化生精微物质，聚于体内则化为血浊。此时，血液之清纯状态被打破，则必定削弱其濡润滋养作用。"气为血之帅，血为气之母"，血液生理功能的减退，导致心气化生不足，久则伤及心阳，出现心气虚、心阳虚的病理状态。血脂异常的病因不外先天禀赋不足、久病耗伤正气、饮食所伤、情志不遂等内外因素。其中外因是过食肥甘厚味，损伤脾胃，脾胃虚弱，不能化生水谷精微而生痰湿。内因是脏腑功能失调，气不化津，则痰浊阻滞，或肝郁气滞，气机不畅，脉络瘀阻。高脂血症临床表现错综复杂，多为本虚标实。

（1）饮食所伤： 暴饮暴食、恣食肥甘厚味或酗酒无度，困遏脾胃，脾之泌别清浊功能失司，水谷代谢的浊气、浊毒不能及时排出体外，膏脂过量，则为血浊。此为血浊形成的外因，其发病之初未必有脾胃虚弱，而是因暴饮暴食等加重脾胃负担，长时间的不良饮食习惯导致脾胃损伤。

（2）脾虚失健： 脾为后天之本，气血生化之源，脂膏来自于五谷，气血生成、输布、运化皆有赖于脾气健运。若素体脾虚，或暴饮暴食伤及脾胃，或长期情志不遂，忧思伤脾，郁怒伤肝，肝气郁结，肝木乘犯脾土，脾失健运，不能运化水谷精微，或中焦气机失调，精微物质输布失常，脂膏运化代谢失司，过多的脂膏聚于血中，化生痰湿，流注经脉，渗入血中，则为血浊。脾失健运是血浊形成最重要的内因。

（3）肝失疏泄： 肝主疏泄，即肝促进血液与津液的输布，促进脾胃运化和胆汁的分泌排泄。肝喜条达而恶抑郁，若长期情志不遂，肝气不舒，则气机郁结，肝主疏泄功能异常，则水液停聚，化生痰湿；胆汁排泄不利或肝郁克脾，脾失健运，则痰浊内生；肝失疏泄，气机郁滞，则血行不畅，日久化瘀；若肝郁日久化火，烁津为痰，痰涎凝聚于血中，血脉中痰浊、瘀血均可引起血脂升高。

（4）**肾失气化**：肾主水，具有主持和调节人体津液代谢的作用。且肾为先天之本，年老体衰或久病耗伤，则肾气或肾阳虚衰，水液失于温煦，代谢异常，聚生痰湿；肾阳虚衰，则寒凝血瘀，血脉瘀滞。即肾失气化可致痰浊瘀血凝聚，而形成血浊。

（5）**肺失宣降**：肺主气，主宣发肃降，若素体肺虚或久病耗伤，肺宣发肃降功能异常，也会导致水液代谢异常，水湿停聚，日久凝炼为痰，阻于血脉，而致血浊。

（6）**伤于外部邪毒**：结合现代医学认识，部分化学药物应用不当也可导致药源性血浊，这种情况在中医属感受外部邪毒，损伤人体正气，肺、脾、肾三脏虚衰，水谷或水液代谢异常，不能化生精微物质，聚而生痰，痰浊膏脂过量，则为血浊。

总之，脏腑功能减退，肺、脾、肾三脏虚衰，水液代谢异常，水谷、水湿不能化生精微物质，聚于体内则化为痰浊，血中过剩之膏脂、痰浊可致血浊。肝郁气滞或阳虚寒凝等可导致血行滞涩，日久成瘀，血中瘀浊之状可成为血浊。

血浊的发生，与虚、痰、瘀、毒密切相关。痰饮停聚不行又可反污于血，加重血浊状态。血瘀证形成的基本病理过程可概括为气滞、气虚或阳虚寒凝等因素导致血液瘀滞内结，以及气虚不能摄血或火邪迫血妄行而致血液离经，即血瘀是血液成分及理化性质、运行特点发生改变。而血浊的发展演变过程与血瘀的形成过程有所关联。血中瘀浊之状可为血浊，而血浊日久，血液黏滞，阻塞脉道，血行不畅，加重瘀血内结。痰浊、瘀血内蕴，日久化热生火，酿生热毒，可致反复胸闷胸痛、猝然昏仆、不省人事、偏瘫等。

血浊之严重者可出现血液循行规律失常，扰乱脏腑气机，引起胸痹、中风等病。血浊为血中浑浊之物，居于血中，亦可随之而流动于周身。"血主濡之"，血浊出现后，血的营养作用减弱，不能润养心脉；且"血为气之母"，血浊之时，化生心气的作用亦减弱，故血浊较轻时可见心气不足、心血虚的表现。若血浊继续加重，心气虚甚则心阳虚而致痰浊、瘀血内阻，久则蕴而化热，化生热毒，损伤心、脑之血脉经络，为胸痹或中风的发病提供了病理条件。

综上所述，血脂异常的基本病机为虚、痰、瘀、毒之邪蕴结于血中，病位主要在于脾胃，与肝、肺、肾和心都有一定关系，属本虚标实之证。

2. 中医治疗

史教授提出血浊的治疗，重在"清化"，即通过相应治疗，使血液恢复其清纯状态。通过调整脏腑阴阳盛衰，虚则补之，实则泄之，使五脏六腑功能正常，三焦得畅，气血得行，则血浊得除。

（1）调理脾胃：对于脾胃虚弱而致运化、升降失常，体内清者不升，浊者不降，营阴之清纯被扰者，当健脾助运而复升清降浊之功，使脾胃化生的清纯"营阴"得以上承于肺。

"脾喜润而恶燥"，故脾气虚弱治应偏温、偏燥，水谷方易运化，清气才易上升。组方补以甘味，辅以苦燥或淡渗。又因脾胃为一身气机升降之枢纽，脾虚不运，常致气机窒塞，故补脾又常辅理气行滞，常用四君子汤加味。对脾虚而致水湿滞留不化者，则以参苓白术散增加淡渗祛湿之效。脾虚见头晕、耳鸣等属清阳不升之象时，则予补中益气汤。治疗脾胃虚弱之血浊，史教授常酌加辛散上升之风药，如防风、白芷、羌活、蔓荆子等。辛散上升风药，皆可升清，非只柴胡、升麻，临床可根据疾病偏温、偏寒的属性不同选择应用。

由于脾胃生理上升降相因、燥湿相济、寒温相合，病理上亦相互累及。脾气不升，胃气难降；寒湿困脾，胃阳亦难以受纳腐熟水谷，故临床常脾胃同病。脾胃同病施治之法，当注意补而兼通、温而兼清、升降并施、寒温并用。

脾气虚弱较甚，可致脾阳虚，治应甘温守中。同时伍以温燥、淡渗以顺应脾喜温、喜燥、恶湿、恶寒的特性，治疗可用理中丸、黄芪建中汤加味。脾阳虚而水谷不运、寒湿内滞者，可用理中丸，方中党参、白术、甘草甘温苦燥相合，补气燥湿运湿；干姜甘温守中，温振脾阳。若脾胃虚寒，无明显寒湿内停，则以黄芪建中汤为宜。

脾阳虚日久，后天不能奉养先天，常导致肾阳不足，即脾肾阳虚并存。此时可在上述方剂基础上加淫羊藿、巴戟天、补骨脂等温肾阳药物，以先天温养后天。

（2）摄纳肺肾："肺主气，司呼吸""肺为水之上源""肾主水，主纳气"，而当肺肾功能失常时，自然界中清气不得入血可致血浊，水液代谢失常，湿聚于血中亦可致血浊。故治疗时当注重摄纳肺肾，使清气得以入肺、入血，水液得以四布，则血浊可清，治疗可予补虚汤化裁。摄纳肺肾一方面要补肺肾之虚，另一方面要注意肺气宣降得宜。

（3）化痰活血：痰浊、瘀血既是引起血浊的病因，又可因血浊加重血流滞涩的程度。痰浊壅盛可见胸闷脘胀，头昏沉，形体肥胖，大便黏腻等，可予二陈汤、温胆汤加泽泻、苍术、薏苡仁、石菖蒲等。"脾为生痰之源""肺为贮痰之器"，故治疗痰浊证需适当配伍健脾燥湿及宣降肺气的药物。血瘀者根据程度轻重，选择当归、川芎、丹参、赤芍、牡丹皮、山楂、红花、鸡血藤等养血活血药；血瘀重者，可予桃仁、三棱、莪术、生蒲黄、水蛭、土鳖虫等破血逐瘀药。气行则血行，痰随气消，故治疗痰瘀证需注意补气、理气之品的应用。且应用大剂量破血逐瘀药当注意顾护正气，以免过用峻猛之药伤人正气。

（4）清热解毒：痰浊、瘀血等病理产物蕴结日久，化生热毒，患者表现为口干口苦、急躁、便秘、口气臭秽等，火热之邪又可耗伤津液，加重膏脂淤积。此时可酌加清热解毒药，如金银花、黄连、黄芩、蒲公英等，便秘者可予大黄、虎杖、决明子等。一般不用石膏、知母，以防过用苦寒，伤及阳气，加重血行滞涩，不利于痰浊、瘀血等病理产物消散。

十二、益气养阴、清透毒邪治疗病毒性心肌炎

心肌炎是指致病因素侵犯心脏后引起的局限性或弥漫性的心肌细胞变性坏死和心肌间质炎症改变的一种急性、亚急性或慢性炎性病变。致病因素包括病毒、细菌等感染，过敏或变态反应，及某些化学、物理因素或药物。其中病毒感染是导致心肌炎最常见的病因。轻度心肌炎的临床表现较

少，诊断较难，故病理诊断率远比临床发病率为高。

现代医学研究显示，病毒性心肌炎发病机制主要包括两个方面：①病毒感染心肌细胞后产生溶细胞物质，使细胞溶解；②病毒感染后引发的机体免疫反应。病毒性心肌炎早期以病毒直接作用为主，后期则以免疫反应为主。西医对病毒性心肌炎尚无特异性治疗，在早期可采用抗病毒及营养心肌治疗，并根据出现的并发症给予对症治疗。而史教授采用中药治疗常见类型的病毒性心肌炎，取得了较好疗效。现将史教授对病毒性心肌炎的中医病因病机认识以及辨治病毒性心肌炎经验总结如下。

1. 病因病机认识

病毒性心肌炎属中医"心瘅"范畴，发展为心力衰竭的重症患者，则可归属于中医"心水"范畴。

一般的外感病，邪之初起在卫分、气分，采用辛凉解表或甘寒清气即可祛除病邪。而病毒性心肌炎的患者，往往在病毒感染后 10 天左右才表现出心悸、胸闷或喘憋等症状，此即现代医学中病毒感染后引发的机体免疫反应。此时，邪毒已侵入血分、阴分，而心主营、主血，故稽留之邪热（毒）最易侵犯心脏。《内经》有言"正气存内，邪不可干，邪之所凑，其气必虚"，病毒性心肌炎发病的外因是感受温热毒邪，但起决定作用的是人体正气的充沛与否。"温邪上受，首先犯肺，逆传心包"，其中"逆传"的病理基础为心肺之气阴不足，且温热毒邪，最易动风、动血，耗伤气阴。所以，气阴两虚不仅是病毒性心肌炎发病的内因，也是疾病发展的必然结果，存在于疾病发展过程中的各个环节，即使在病毒性心肌炎的急性期，亦多存在气阴两虚这一病机。史教授认为，病毒性心肌炎，由于患者体质的差异或感邪的轻重，可有心气不固而外脱、心阳亏虚不能化气、水气凌心等多种病理改变，但气阴两虚，邪热（毒）在阴分、血分则是大多数病毒性心肌炎患者病机的主要方面。《医林改错·瘟毒吐泻转筋说》指出："瘟毒自口鼻入气管，由气管达于血管，将气血凝结。"《医林改错·论痘非胎毒》中："瘟疫之毒，外不得由皮肤而出，必内攻脏腑，脏腑受毒火煎熬，随变生各脏逆症。"病毒性心肌炎因热毒入于血分、阴分，部位较深，血与热毒互结，瘀滞不散，故往往存在瘀血内阻的情况。

2. 中医治疗

病毒性心肌炎病程较长，急性期及慢性期病机不同，正虚邪实程度不同。急性期以风热、湿热、温热邪毒外侵为主，兼有气阴耗伤，故治疗应以清透毒邪为主，佐以益气养阴，扶助正气；恢复期和慢性期仍有邪毒留恋，而正虚更甚，应根据正虚与邪实孰轻孰重，或肃清余邪为主，扶正为辅，或扶正为主，辅以清透留恋邪毒。

（1）急性期： 发病初期患者多表现为发热恶寒、咽痛、流涕、咳嗽，或伴恶心脘闷、腹泻，部分可见皮疹，治疗当以清解为主。属风热邪毒上犯者，以银翘散加减；属湿热邪毒内侵者，可予藿香正气散加减。清热解毒药应以辛凉清透为主，不宜大苦大寒，避免苦寒药加重血脉瘀滞。且在辛凉清解药中，可酌加辛温解表之荆芥、防风，使邪毒易透、易解。

与普通外感不同的是，病毒性心肌炎患者发病早期常伴胸闷、心悸、乏力、气短、动则气喘，舌红、脉细数或细弱等气阴两虚表现。所以，既要清解心营热毒，又要兼顾心之气阴两虚，以防因正虚而加重疾病传变。如在方中酌加益气滋阴养心之品，如生黄芪、西洋参、太子参、生地黄、麦冬、玄参、沙参、五味子、白芍等，气虚明显者可予人参。人参、西洋参、太子参等本身即有气阴双补的作用，若阴虚不重，可单用此类药与清透阴分、血分邪毒的药相伍。对于夏秋季节，外感湿温时邪，内伤心营者，峻清必伤正，过补则留邪。此时用药需轻清化气利湿为先，可予知母、青蒿、白薇、金银花、连翘、滑石、淡竹叶、栀子、淡豆豉等，在此基础上，加平补气阴之太子参、西洋参、麦冬、生地黄等，使正气渐复，湿热之邪分利而去。

史教授强调，清解血分、阴分热毒，除主要用药不可过于寒凉，还应注意药物的动静结合，养阴药应以养阴利血脉或不遏滞血脉运行为宜，西洋参、生地黄、麦冬、玄参等甘寒滋阴又兼清热，无滋腻恋邪之弊。对阴虚较明显者，史教授常用较大剂量的生地黄，在养阴的同时，既可入血分清解邪热之毒，又可通利血脉。脾胃功能正常，无便溏者，生地黄常可用至30g。现代研究证实，益气养阴药可改善机体的免疫状态，增强抗病能力。

血分、阴分热毒与血搏结，则血行瘀滞而不易消散。病毒性心肌炎在发病早期，病毒导致心肌发生炎症、变性或坏死，可以认为是机体局部瘀血的形成。试验研究证实，活血化瘀法确实可改善病毒性心肌炎动物模型炎性病灶的血液循环，减少渗出，促进炎症吸收。所以病毒性心肌炎的治疗，可在清热解毒、益气养阴基础上，合用凉血活血药，如赤芍、丹参、虎杖、地骨皮、牡丹皮等。"血得温则行，遇寒则凝"，为避免大量清热解毒药、养阴药及凉血活血药过于凉遏血行，应稍佐偏温性活血药如红花、当归、片姜黄、苏木等，寒温相济，使瘀血更易消散，助清解药物透邪外出。

（2）恢复期：患者在恢复期虽然临床症状和心电图改变等逐渐好转，但尚未痊愈，病程可长达6个月。恢复期患者仍然存在咽部炎症，这是导致本病迁延不愈的主要原因。咽喉为肺卫之门户，咽痛隐隐，咽干作咳，查体可见咽部充血、咽喉滤泡增生、扁桃体肿大等，为邪毒留恋心肺之象。外邪羁留，非祛邪不足以安正，在辨证论治的基础上，加用蒲公英、板蓝根、黄芩、青果、赤芍、牡丹皮、牛蒡子、桔梗、木蝴蝶、射干等解毒活血利咽之品，肃清余邪。此时如果忽略患者咽部症状而用一派益气养阴之品，则有闭门留寇之虞。若见舌苔厚腻持续不退，舌尖红赤者，为湿热蕴蒸心肺，需配伍清热解毒利湿药物，清除余毒，则正气可安。或于益心气、养心阴、安神定悸之中加入清热解毒之品，以除邪气，临床往往在辨证拟方的基础上加用黄芩、牛蒡子、桔梗等解毒利咽之品，肃清余邪。

病毒性心肌炎属本虚标实，恢复期虽仍有余邪，但患者多有心悸、气短，动则加重，心烦、失眠等，为气阴两虚、心神不安的表现，故注意祛邪勿要伤正，要根据患者的素体禀赋和临床表现，决定扶正与祛邪药物的比例。素体强壮且正虚较轻者，可重用清热解毒之品；体质素虚或正虚突出者，需注意维护机体正气，扶正多于祛邪，不可妄用苦寒峻猛攻伐之剂，而犯虚虚之弊。常用扶正药有西洋参、太子参、麦冬、五味子、玄参、生地黄等以资生化之源，益气养阴，而且这些扶正之品无助热伤阴之弊，配合清热解毒凉血之品，使热清毒净，营阴得复，心神得养，疾病自愈。

（3）慢性期：病毒性心肌炎如长时间迁延不愈，则进入慢性期，此时患者多无发热、咽喉肿痛等卫分热毒之象，而以正虚（气阴两虚）表现为主。可见心电图 ST-T 改变和各种心律失常，心脏进行性增大或发生心力衰竭，病程可在 1 年以上。

此时虽然益气养阴为正治，但切莫忘记清解阴分、血分热毒之邪。此时的清热解毒法和急性期稍有不同，急性期血分、阴分热毒应凉血活血和清热解毒药（透解邪热药）相伍；而慢性期血分、阴分热毒留恋日久，易致阴血亏虚、心脉瘀阻，症见面色晦暗，胸闷气短，心前区疼痛，心悸怔忡，乏力盗汗，舌暗，脉弦细或结代等，此时应予温散活血药，如红花、焦山楂、片姜黄等和清透邪毒药相伍，以散血活血，使血脉流通，潜伏缠结之热毒易于透解。气阴两虚者，最常用的方剂为生脉散，兼有阴虚肝郁者，合甘麦大枣汤以解郁、养心、安神；肾阴不足者加熟地黄、山萸肉等。心脉痹阻者，可予血府逐瘀汤活血化瘀，使脉中血滑气爽，环流复始。

病毒性心肌炎患者多体虚易感外邪留连，系因患者体虚阳浮，易招外邪，故慢性期可予玉屏风散加龙齿、牡蛎，益气固表、敛摄浮阳。

慢性病毒性心肌炎表现为心律失常者，酌加有抗心律失常作用的药物，如黄连、苦参、葛根、甘松、桑寄生等。顽固性心律失常者，在上述用药的基础上，加用息风通络之品，如地龙、僵蚕、全蝎等，可使部分患者获验。

第三章　治疗心脏病常用中药及经验方

一、常用中药

1. 桂枝

桂枝即肉桂之柔嫩细枝，芬芳馥郁，轻扬升散，味辛气温，归心、肺、膀胱经。有发汗解肌，温通经脉，助阳化气，平冲降气的功效。桂枝虽为辛温解表药，但在心血管疾病治疗中也为常用药物。《本经疏证》谓："凡药须究其体用，桂枝色赤条理纵横，宛如经脉系络，色赤属心，纵横通脉络，故能利关节、温经通脉，此其体也。《素问·阴阳应象大论》曰：'味厚则泄，气厚则发热。辛以散结，甘可补虚。'故能调和腠理，下气散逆，止痛除烦，此其用也。"

桂枝除调和营卫、辛温解表外，史教授最常用的是其辛温通阳之性。如桂枝与白芍、饴糖、甘草相伍，可振奋脾阳。对中阳素虚，脾失健运，气化不利，水湿内停而见胸胁支满、头晕目眩、心悸、短气而咳者，宗仲景"病痰饮者，当以温药和之"之法，桂枝与茯苓、白术配伍（苓桂术甘汤），以温阳化饮。如膀胱气化失司而见小便不利，烦渴欲饮，甚则水入即吐，或脐下动悸，吐涎沫而头目眩晕，或短气而咳，或水肿、泄泻者，用桂枝以通阳化气，助利水药以通利小便，常配伍茯苓、猪苓、泽泻等（如五苓散）。心阳不振而见心悸、胸闷、汗出、舌质淡、脉虚无力者，桂枝与炙甘草配伍，辛甘化阳，补益心阳。阳虚往往由气虚发展而来，故治疗心阳不足者，常与甘温药人参、黄芪、党参相伍，补益心气、温通心阳。桂枝用作辛温通阳时，常用剂量10~15g。

桂枝辛温，能入血分，振奋气血，与温运血脉药附子、炮姜相伍，能温散经脉血分之阴寒。心阳亏虚、阳气不能温运四肢，四肢逆冷者，如雷诺病，应重在温通，以求凝寒温散，阳气复脉，此时桂枝可重用至20~30g，常可获得满意疗效。

桂枝有上浮发散之性，能引药上行至肩、臂、手指等，史教授常用作上肢痹痛的引经药。

2. 人参

人参，味甘，气温，气味俱轻，归脾、肺、心经，可升可降。人参可补五脏之虚，除善补元气外，又能上补心气、肺气、宗气，中补脾气。人参补气常与黄芪伍用，人参性守而不走，生黄芪性走而不守，两药相伍，补气而不壅滞，且可达到温升利血之功。如中风病、冠心病心肌梗死多发生于中老年人，患者气虚不仅表现为宗气、中气亏虚，还多兼有元气亏虚，史教授常以人参、黄芪配伍，可显著提高临床疗效。

中气下陷者，人参与升麻、柴胡伍用，增强提升中气作用。脾虚湿盛或脾虚泄泻者，人参与茯苓、白术、陈皮同用，健脾利湿之效更显。心气虚见心悸怔忡者，人参与远志、酸枣仁、茯神等同用，可补益心气、安神定志。肺肾气虚之气短喘息，可与蛤蚧同用。

人参非虚证专属用药，"正气存内，邪不可干，邪之所凑，其气必虚"，对于正虚而邪盛者，用人参于攻邪之中，扶正以助祛邪。如虚人外感之败毒散、参苏饮等均在疏风解表药中加入人参。

此外，史教授常用人参补肾气、元气的作用治疗骨质疏松，可与杜仲、牛膝、桑寄生、补骨脂等配伍。

临床应用人参又有生晒参、白人参、红人参等差别。白人参是将人参在高浓度的糖水中浸泡后再晒干而成，也叫白糖参。三者中，白人参性最平和，补气作用在三者中最弱，多用于脾胃气虚者。生晒参是将人参经过清洗、日晒、烘干等工序制作而成，其性不温不燥，既可补气，又不伤津，其补气力量在三者中居中。红参是将人参经过蒸或煮，人参中含有的淀粉经过加热后变成红的糊精，呈现淡淡的红色，所以叫红参。红参温燥之性相对较大，补气力量在三者中最强，适用于急救回阳。临床中可以根据患者气虚程度，选择不同的人参炮制品。

3. 黄芪

黄芪，味甘，气温，归脾、肺两经，有益气固表、利尿、托毒、敛疮生肌之功效。其甘温补气，补而兼升，善补宗气、肺气。宗气、肺气根于先天元气，若元气亏虚，宗气、肺气不足，只补宗气、肺气，只能取效一时。此时需用黄芪与人参相伍，则可元复气，宗气、肺气补之有源，可行贯血脉以运血行。

黄芪，"益气，生血，生肌"（《本草备要》）、"主痈疽久败疮"（《神农本草经》），可益气托毒、化腐生肌，为疮家圣药。史教授治疗冠心病心绞痛，常用较大剂量黄芪（30g 以上），以促进冠状动脉侧支循环形成。治疗慢性心力衰竭，史教授善用大剂量补气药，常把人参或西洋参与黄芪同用，黄芪用量多在 30～120g。而且将生黄芪、炙黄芪同用，生黄芪益气固表、利尿，其性"走而不守"，炙黄芪益气力量更强，偏于补气升阳，其性"守而不走"。有研究结果显示，大剂量黄芪可使心功能不全患者肾素、血管紧张素Ⅱ水平明显降低，大剂量黄芪能改善心功能，提高左室射血分数，减慢心率，降低神经内分泌因子分泌，延长 6 分钟步行距离，提高运动耐量，提高生活质量。

史教授经临床验证，将生黄芪用量达 30g 以上，补气而不助火，且有较好的降压效果，而小剂量生黄芪（15g 以下）补气升阳助火，有升压作用。

4. 西洋参

西洋参，性凉，归心、肺、肾经，有补气养阴、清热生津之功效，为史教授治疗冠心病、心衰常用的补气药之一。西洋参与人参同样具有补元气、补宗气的作用，因为其性凉，多用于气虚有热或气阴两虚者。《本草从新》曰："补肺降火，生津液，除烦倦。虚而有火者相宜。"《医学衷中参西录》曰："西洋参，性凉而补，凡欲用人参而不受人参之温补者，皆可以此代之。"

西洋参补元气，史教授常用西洋参 10g 配伍补肾强筋骨之杜仲 20～30g，桑寄生 30g，补骨脂 15g，治疗围绝经期女性骨质疏松。

5. 柴胡

柴胡，味辛、苦，性微寒，归肝、胆、肺经。有轻清上升，宣透上达之性。史教授善于使用柴胡的不同剂量达到不同功效：如治疗清阳下陷、中气不升、上气不足之证，用小剂量柴胡（3～5g）与补气药人参、黄芪等配伍，李东垣所立的补中益气汤、调中益气汤、升阳益胃汤，均为小剂量柴胡配伍升麻、生黄芪等。中等剂量柴胡（10g 左右）善疏肝解郁，张锡纯认为柴胡"善达少阳之木气，则少阳之气能疏通胃气之郁，而其结气、饮食、积聚自消化也"，即柴胡长于疏达肝、胃、胆、三焦之气机，对于围绝经期综合征、心脏神经官能症、心悸、胸痹、失眠等表现为肝郁气滞之证者，柴胡为常用药。重用柴胡（20～30g）则能清透肌表、解热退热，无论外感热邪或脏腑郁热均可使用，常配伍黄芩、牡丹皮、栀子等。柴胡配黄芩可清肝胆气分结热、和解半表半里邪热；柴胡配黄连清散心经血分郁热。

史教授认为，柴胡可劫伤肝阴，故疏肝解郁时每与白芍相伍使用，一散一敛，为调肝常用之法。柴胡用于散邪退热，宜生用；用于疏肝解郁，宜醋炙。

6. 升麻

升麻，味辛、甘，气微寒，归肺、脾、大肠、胃经。升麻剂量不同，作用也不同。轻用（3～5g）配以甘温补气、升阳举陷之药，可协助君药以升提下陷之中气，如补中益气汤、升阳益胃汤、升陷汤中均以小剂量升麻引下陷之气升提。中等剂量（10g 左右），辛凉解表、透麻疹热毒；重用（20～30g），能清热解毒，善解咽喉塞结热毒，治咽喉肿痛诸症。史教授常用升麻 20g，黄连 10g 散食道积热，治疗食道炎。

7. 葛根

葛根，味甘、辛，性凉。有解肌退热，透疹，生津止渴，升阳止泻之功。葛根升阳止泻，既可用于脾胃虚弱，清阳不升之久泻久痢，又可用于热痢初起兼表证。脾虚泄泻时，史教授常配人参、白术、茯苓、白蔻等；热泻、热痢常配黄芩、黄连、白头翁等。另外，葛根有升举清阳，生津止渴之功，可用于治热病伤津口渴、内热消渴，葛根既可升清阳之气而又不伤阴液。现代药理研究显示，葛根的主要成分为葛根素，具有β受体阻断作用，还能增强脑血流和脑的代谢。史教授认为，葛根性升入脑通络，治疗头晕、头痛或脑供血不足者，常以葛根配伍上行头目之川芎，能得血中之气，助清阳之气，两药相须为用，加强入脑通血络之效。史教授治疗高血压常用川牛膝与葛根这一对药，川牛膝入血分，性善下行，葛根入气分，轻扬升散，两药相合，一升一降，调和气血。

葛根退热解表、生津止渴、升举清阳宜生用，止泻宜煨用。

柴胡、升麻、葛根三药对比：

解表：柴胡入少阳经，能和解少阳，解肌退热，主治邪在少阳半表半里之间的寒热往来及高热；而升麻入阳明经和太阳经，主治风热头痛，而少用于解表；葛根入阳明胃经，能解肌发表，治伤寒恶寒发热，项背强痛及身热口渴之证。

升提中阳：柴胡、升麻能升清阳而举陷，多与黄芪配伍，治气虚下陷之内脏下垂，久泻脱肛。葛根则升清阳而止泻，热痢初起兼表证，或脾胃虚弱之久泻久痢均可用，脾虚泄泻配人参、白术；热泻热痢配黄芩、黄连。

透疹：升麻、葛根能透疹，柴胡则不能。

另外，柴胡有舒肝解郁的作用，为治肝气郁结之情志不畅、胸胁胀痛、乳房胀痛等之主药。升麻善清热解毒，治牙龈肿痛溃烂、喉痹、疮疡及阳毒发斑等热毒证。葛根升清生津止渴，治热病伤津口渴、内热消渴。

8. 黄连

黄连，味苦，性寒，味厚而气薄，可升可降，主清上中焦火热及湿热之邪，具有苦寒泻火而不伤阴的特点。

史教授临证善用黄连，如心阴虚之失眠、心悸者，除有阴血亏损外，由于阴不制阳，多伴有虚热之象，故其治疗宜用滋阴清热之法。治以甘寒，药如麦冬、生地黄等，常用天王补心丹，滋阴同时必佐以清虚火，常用黄连，使火不内扰，则心阴易补。此时清虚火，不同于心经实火，不宜用大剂苦、寒、燥之品，如栀子、木通等，以免苦燥伤阴、寒遏血脉，常轻用黄连（3～6g）。治疗心火亢盛之心律失常，因心火内扰，心神不安，必影响脉气运行。心火清则神安，脉气方可恢复正常。黄连善清心火，坚心阴，为最常用的清心火药。现代药理研究显示，黄连具有抗心律失常作用，临床可辨证使用。对于肝阳上亢者，即使没有肝火上炎的症状，如目赤、口苦等，亦常稍佐黄连，清火（热）有助于上亢之阳潜伏。

动脉粥样斑块的形成，现代医学认为是一系列炎症反应的结果。现代中医认为炎症反应与中医的"毒"邪致病的特点较为类似，因此采取解毒治疗。对于动脉硬化伴有热毒表现如舌质红，舌苔黄浊垢腻，心烦，可伴有心下痞满，史教授常选用黄连10g，黄芩10g，以清热解毒。

9. 苦参

苦参，味苦，性寒，可清心火、除湿热、坚心阴，古书有苦参清心火功如黄连的记载。史教授常用苦参治疗心律失常、哮喘、实火牙痛。治疗心律失常，苦参常用至15～30g，无论虚实寒热，均可伍于相应方药中使用。对心火亢盛型快速性心律失常，常与黄连相伍；心肾阴虚火旺者，可伍于大补阴丸中使用。现代研究显示，苦参有较好的缓解支气管痉挛的作用，治疗支气管哮喘亦常用至15～30g。治疗实火牙痛，既可单用苦参30g，水煎慢慢呷服；或合大黄、石膏、细辛、升麻等药配伍应用，多可获得满意效果。

10. 虎杖

虎杖，味微苦，性平，归肝、胆、肺经。有利湿退黄，清热解毒，散瘀止痛，止咳化痰之功效。虎杖善祛血分湿热毒、秽毒，又有一定的活血化瘀作用，史教授治疗急性心肌梗死或不稳定心绞痛表现为瘀毒、热毒内结，症见舌苔黄腻而厚、大便秘结、口中气味秽臭者，当清化瘀浊以祛毒，常用虎杖 12 ～ 15g，大黄 5 ～ 10g，黄连 6 ～ 10g 等。脾胃虚寒者，用量宜小。虎杖治疗病毒性心肌炎、病毒性肝炎，疗效肯定。虎杖还有调节脂质代谢的作用，治疗高脂血症用量一般为 10 ～ 30g。

11. 大黄

大黄，气味俱厚，苦寒沉降，力猛善走，既能泄血分实热，又能直达下焦，下肠胃积滞。史教授善于根据大黄的用量、煎煮法或炮制方法进行配伍。如用熟大黄或酒大黄 3 ～ 5g，入方同煎不后下，能苦降胃气，治疗胃气上逆之呃逆、嗳气、呕吐，可配伍丁香、半夏、旋覆花、代赭石等。大黄 10 ～ 15g 后下，则通泻胃肠、除积滞，多和芒硝、枳实相伍，涤荡肠腑热结积滞，也可治疗急、慢性肾功能不全，起到胃肠透析作用。生大黄与气分药相伍，如黄连、黄芩，则善清胃腑积热、郁热；熟大黄或生大黄与入血分药（桃仁、赤芍、丹参、生地黄等）相伍，则善清解血分热毒，治疗血瘀闭经或肝硬化等；大黄与温性活血化瘀药及补气药相伍，则善活血化瘀、推陈致新。

大黄不但可以破瘀血通心脉，还可以消散瘀毒、热毒，邪实者用生大黄，年老体弱者用熟大黄。史教授治疗急性冠脉综合征表现为热毒血瘀证者，常用酒大黄或熟大黄，清热解毒，抑制炎症反应，且能增强活血化瘀药的逐瘀力量。上消化道出血时，可予大黄粉、三七粉、白及粉各 1.5 ～ 3g 口服或鼻饲，止血效果较为可靠。

12. 薤白

薤白，辛苦而温，入肺、胃、大肠经。因其辛温之性，可助胸阳，开心窍，对胸中阴寒阻脉、阳气不宣之证，尤为适用。薤白辛滑通利，善开壅滞，可散胸中及大肠气滞。与桂枝相比，桂枝辛甘而温，温而兼补、兼通；薤白辛苦而温，温而兼通、兼散。治疗心阳不振、阴寒凝滞，史教授常用薤白与桂枝相伍，合以甘温益气之党参、黄芪，温之、散之，温中兼补、补而不滞。常用方为桂枝 10 ～ 15g，薤白 10 ～ 20g，黄芪 30g，麦冬 10g，五味子 10g，生地黄 10g，党参 15g，炙甘草 8g，苏梗 15g。方中黄芪、党参、炙甘草甘温益气；桂枝、薤白辛温散寒通阳；五味子酸敛心气，防心气耗散；生地黄，麦冬养阴复脉，防辛温耗散阴津；苏梗宽胸理气、调畅气机。诸药相伍，辛散温通而不耗气，益气温阳而不伤阴，甘温补气而不壅滞。临床治疗心阳虚，阴寒凝脉之证，症见胸痛、气短乏力、四肢不温、脉沉弱等，有较好疗效。该方体现了史教授临床用药之道，即善用药物的阴阳属性纠正人体阴阳之盛衰，用药动静结合，注重顾护正气。对于顽固性心绞痛，证属胸中阳气不振，寒凝血瘀者，可与瓜蒌、桂枝、蒲黄、五灵脂、莪术、姜黄、当归、川芎、桃仁、红花等配伍，有较好的宣痹通阳、活血止痛效果。

薤白善宽肠下气，对慢性痢疾、溃疡性结肠炎的下坠、里急后重属于寒湿积滞、气机不畅者，可与木香、槟榔、枳实、厚朴、白芍等伍用。

13. 瓜蒌

瓜蒌，性寒，味甘、微苦，归肺、大肠、胃经，清热涤痰、宽胸降气散结、润燥滑肠。

瓜蒌全身皆可入药，瓜蒌皮清热化痰，宽胸降气；瓜蒌瓤润肺祛燥；瓜蒌仁润肠通便；全瓜蒌以上功效兼而有之；瓜蒌根即天花粉，可清热生津、消肿排脓。《伤寒论》《金匮要略》中多个处方均用全瓜蒌，可清热豁痰、宽中散结、开胸理气。

史教授治疗冠心病痰浊证，瓜蒌用量多在 20～30g，且常与薤白、枳实合用，瓜蒌宽中破结，薤白开滞通阳，枳实破气散结，三味药组合，对痰浊痹阻胸阳之胸痹、喘息、咳嗽、短气均有良好效果。

14. 枳实

枳实，味苦、辛，性微寒，入脾、胃、大肠经，长于破滞气、除痰湿、消积滞、除痞满，为脾家气分良药。凡脾胃实邪变滞，无论气滞、痰饮、食积皆可配伍应用。治疗气滞，多与柴胡、香附、木香、陈皮、厚朴等配伍；治疗痰饮，多与瓜蒌皮、陈皮、半夏、莱菔子、苏子等配伍；治疗食积，多与木香、麦芽、鸡内金、焦山楂、神曲、槟榔等配伍。随配伍不同，枳实可治疗多种病证，但皆为取其善破滞气、下气导滞之性。

枳实伍于甘温益气药中，可治疗中气下陷、脏器下垂，如史教授常在大剂量黄芪基础上加枳实，升中蕴降，调畅气机。枳实伍于温阳益气药中，对治疗心力衰竭、低血压、休克有较好的效果。《神农本草经》中记载，枳实"止痢、长肌肉、利五脏、益气轻身"，现代药理研究显示，枳实能收缩平滑肌，不仅可用于低血压休克，还可用于胃扩张、疝气等。

枳实为芸香科植物酸橙的干燥幼果，枳壳为芸香科植物酸橙的干燥未成熟果实。两者皆为同一植物的果实，但因成熟度不同而功效略有差异。枳实破滞气力强，而枳壳行气力缓。故破气除痞、消积导滞多用枳实，理气宽中消胀满多用枳壳。枳实入脾、胃经，枳壳入脾、肺经，所以气结在胸中者用枳壳；气结在胸下者则用枳实。

15. 葶苈子

葶苈子，味辛、苦，性寒，归肺、膀胱经。有泻肺降气的作用，可大泻肺脏水气，逐痰饮、消水肿，为肺家气分要药。

史教授常用葶苈子治疗心力衰竭及哮喘。治疗心力衰竭症见喘憋不能平卧、水肿者，常与生脉散及温阳化气、活血利水药相伍，葶苈子用量多在 10～15g，具体组方如下：人参 10g，麦冬 10g，五味子 10g，丹参 30g，益母草 30g，赤小豆 30g，车前子 30g，葶苈子 10g，具有减轻肺淤血、缓解呼吸困难及减轻水肿的作用。治疗喘息性支气管炎、支气管哮喘，可配伍宣肺降气平喘药，如杏仁 10g，苏子 10g，半夏 9g，白前 10g，厚朴 10g 等。葶苈子与利水药如防己、椒目、车前子等相伍，则可泻肺利水消肿。

现代药理研究显示，葶苈子有强心苷样作用，可加强心肌收缩力，增加心输出量，且可减慢心率、降低房室传导速度。大剂量葶苈子则可引起心动过速、心室颤动等强心苷中毒症状。所以应用洋地黄制剂的患者，葶苈子用量不可超过 15g，且联用时需监测洋地黄血药浓度。

葶苈子性苦寒，力峻性急，过用则伤正气，临床宜与大枣、黄芪、党参、人参等配伍应用。

16. 益母草

益母草，又名坤草，味辛、苦，性微寒，入心、肝经血分，行瘀血而新血不伤，养新血而瘀血不滞。凡血脉不利之证，皆可用之，尤善用于女子痛经、月经不调、腹痛属于瘀血阻滞者，常与当归、红花、鸡血藤等相伍。

益母草有利水作用，常用于治疗水肿诸症。现代药理研究显示，益母草有扩张肾动脉、增加肾小球滤过率等作用。史教授治疗肾炎水肿、心源性水肿、肝硬化腹水等常用丹参、益母草、赤小豆、车前子四味药各30g，配伍于其他相应方药中。因四药皆无偏温、偏燥之性，活血利水无耗气伤阴之弊，各种证型的水肿皆可随证治之。

17. 泽兰

泽兰，味苦、辛，性微温，为活血利水常用药之一，既能活血化瘀、通血脉之滞，气味芳香，又能疏肝理气、解肝气之郁。

泽兰善通肝、脾血络，史教授治疗肝硬化肝脾肿大或心源性肝硬化腹水，癥瘕积聚，常与当归尾、炙鳖甲、炮山甲配伍应用。泽兰还有利水消肿之效，血脉不利为水或水肿兼有血脉不利者，常与防己、益母草、川牛膝等配伍应用。泽兰行血利水作用平和，无破血峻利之弊，用量一般为15g左右。

18. 三七

三七，味甘微苦，性微温，功善活血散瘀止痛，又可祛瘀生新、祛腐生肌、止血。其活血散瘀止痛之性，临床最为常用。史教授常用三七治疗消化道溃疡、溃疡性结肠炎等。

三七活血散瘀止痛、祛瘀生新之性，尤宜用于治疗冠心痛心绞痛、心肌梗死。岳美中教授善用人参、三七治疗冠心病心绞痛，临床应用有较好效果。史教授常用三七伍于益气补肾活血之品中，治疗陈旧性心肌梗死，具体方药：黄芪30g，人参10g，丹参30g，红花10g，焦山楂30g，葛根30g，淫羊藿30g，菟丝子30g，三七粉3～5g（研末吞服）。气阴两虚者，去淫羊藿，加麦冬、生地黄；痰浊闭阻、胸阳不宣者，加瓜蒌、薤白；胸中气滞者，加降香、苏梗。此方对改善心脏收缩舒张功能，预防再梗发生，有较好的效果。

19. 川芎

川芎，味辛，性温，有行气活血、燥湿搜风、调肝开郁之功效。川芎为血中之气药，辛温走窜，上行头目，中开郁结，下行血海。

史教授治疗心血管疾病血瘀证，常以川芎配伍当归、赤芍、丹参、莪术、桃仁、红花等入血分药，取川芎入血行气之性，气行则血行。治疗头痛，川芎的使用频率也极高，风寒头痛配伍白芷、羌活、细辛、防风等，取川芎上行头目，搜风行血之性，血行则风寒可散。风热头痛者，配伍薄荷、菊花、黄芩等。一般常用量为 15 ～ 20g。

史教授以川芎 30g，配伍于大剂量补气药中治疗原发性肺动脉高压，取得良好效果。现代药理研究显示，川芎的有效成分川芎嗪能扩张冠状血管、肺动脉。

20. 丹参

丹参，味苦，性微寒，入心、肝经。有活血化瘀、行血止痛，凉血清心、除烦安神之功。丹参是史教授治疗心血管疾病应用频率极高的一味药。"一味丹参，功同四物"，丹参专走血分，既可活血祛瘀，又可生血补虚，但活血力量大于补血，可用于气血瘀滞所致的诸症。现代药理研究显示，丹参具有抗血小板聚集、抗凝、降脂、扩血管，改善心脑供血等作用。在冠心病、高血压、心功能不全、脑血管病等的治疗中为常用药物，可根据患者体质的寒热虚实，配伍相应药物。对血虚有热、失眠烦躁者，可配伍黄连、酸枣仁、生地黄、远志、茯神等；配伍葛根，有很好的降糖效果。

21. 当归

当归，味辛、甘，性温，归肝、心、脾经。有补血活血，调经止痛，润肠通便之功。当归气轻而味重，补中有动，行中有补，为血中之气药血中之"圣药"，能使血各归其所，故名当归，为治疗血虚、血瘀证及失血或津液不足之便秘的常用药物。史教授治疗上部瘀血证，常以当归12 ～ 20g 配伍川芎、桔梗、羌活等；治疗下部瘀血者，配伍川牛膝、益母草、熟大黄等；配伍桑枝、桂枝，则可通达四肢，活血通络，治疗肢体痹痛。

临床根据病症不同，可选用当归不同部位入药，当归尾活血力量强，当归身偏于补血养血，当归须善活血通络，全当归则兼有上述功效。

22. 赤芍

赤芍，味苦，性微寒，入肝经。有清热凉血，活血化瘀，止痛之功。常用于清血分实热，散瘀血留滞。史教授常以赤芍 15～20g 与川芎、丹参、红花、桃仁等配伍，治疗瘀血阻滞型冠心病。现代药理研究显示，赤芍有抗血小板聚集、抗血栓形成、降血脂抗动脉硬化、保肝的作用。

23. 牡丹皮

牡丹皮，性寒，味苦、辛，归心、肝、肾经。牡丹皮色赤入血分，可凉血活血，能泻血中伏火，使血凉而不瘀，散热壅血瘀，血活而不妄行。史教授治疗肝阳上亢之高血压及动脉硬化类疾病证属瘀血化热者，常以牡丹皮、赤芍配伍，虽然两者功效相近，但牡丹皮清热凉血作用较强，善清血分实热或清阴分虚热，可治无汗之骨蒸，而赤芍活血散瘀力量较强。

24. 莪术

莪术，味苦、辛，性温，入肝、脾经，可行气破血消积。莪术苦温降泻，专破气中之血，破气的力量大于破血，可止心疼，通月经，消瘀血积聚，理中气等。史教授治疗顽固性心绞痛、支架后再狭窄血瘀重者，常以莪术 10～15g 与三棱、当归、川芎、丹参、红花、郁金等配伍，有很好的行气活血止痛作用。但因莪术破气破血，不可久用，以免耗伤正气。若需较长时间应用，需配伍参、芪等益气扶正之品，既可防莪术耗伤气血，又可助瘀血消散。对于急性冠脉综合征或行冠状动脉支架植入术后患者，常需口服双联抗血小板药物，此时应用莪术需注意用量不可过大，一般 9～12g 为宜。

25. 三棱

三棱，味辛、苦，性平，入肝、脾经血分，可破血祛瘀，行气止痛，软坚消积，可消腹部肿块，胸腹胀痛，闭经，产后瘀阻腹痛。三棱专破血中之气，与莪术伍用，气血双施，活血化瘀、行气止痛力量强，可治一切血凝气滞之证。

26. 蒲黄

蒲黄，味甘、辛，性平，归心、肝、脾经。生用可凉血活血、消瘀止痛、利尿通淋，适当配伍，可用作治疗各部位因瘀而致的疼痛。炒用则收涩止血，可用炒蒲黄敷于伤口治疗外伤出血，也可用于尿血、便血。史教授常用生蒲黄 10g，与红花、丹参、赤芍、桃仁等治疗瘀血内阻的所致之血脂异常、动脉硬化等，有确切疗效。

27. 血竭

血竭，味甘、咸，性平，归心、肝经。有散瘀定痛，止血生肌的作用。血竭善治"诸疮久不合者"，可"止痛生肌"，为"散瘀生新之要药"。史教授常用三七粉 3g，血竭 0.5g 冲服，治疗瘀血痹阻心脉之顽固性心绞痛或心肌梗死，有很好的化瘀止痛效果。治疗急性心肌梗死，可祛瘀生新，促进缺血冬眠、顿抑心肌的修复。

28. 水蛭

水蛭，味咸、苦，性平，归肝经，有小毒。可破血逐瘀，通经消癥。现代药理研究显示，水蛭有强大的抗凝、抗血小板聚集作用，且可降低血清胆固醇、甘油三酯，抗动脉粥样硬化，扩血管，改善心肌及脑组织血供。水蛭还可以促进脑出血的吸收，改善脑组织水肿及脑组织缺血缺氧。水蛭可破血通经，专入血分不伤气，在化瘀的同时无耗气散气之弊。史教授治疗严重三支冠状动脉病变所致的顽固性心绞痛，常以水蛭 6～10g，全蝎 3～6g，配伍川芎、丹参、党参、生黄芪等。

29. 淫羊藿

淫羊藿，又名仙灵脾，味辛、甘，性温，无毒，归肝、肾经。有补肾壮阳、祛风除湿、强筋健骨之功效。在《神农本草经》中将其列为上品。淫羊藿善温补肾阳，其性温而不燥，可用于治疗男性阳痿及女性肾阳虚所致之痛经、不孕及小腹冷痛等。淫羊藿有祛风湿止痛的作用，史教授治疗肾虚寒湿型类风湿关节炎、强直性脊柱炎，常以淫羊藿配伍巴戟天、续断、生地黄等。现代药理研究表明，其有降压、降糖、降脂、扩张冠状动脉等作用。史教授治疗心气（阳）虚血瘀之冠心病心绞痛、心功能不全、缓慢性心律失常等，常用淫羊藿 10～15g，菟丝子 15～20g，巴戟天 10～15g，桑寄生 20～30g，补骨脂 10～15g 等补肾温阳药配伍活血化瘀药，微生少火，温运血脉。治疗围绝经期高血压阴阳两虚证，表现为烘热汗出、心悸怔忡、失眠多梦、腰酸膝软者，常以二仙汤化裁（巴戟天、淫羊藿、仙茅、黄柏、知母、当归、川牛膝、葛根）。

30. 菟丝子

菟丝子，味辛、甘，性温，入肝、肾、脾经，有补益肝肾，固精缩尿，安胎，明目，止泻作用。史教授认为，菟丝子性温而不燥，既可补肾阳、又可经适当配伍补肾阴。菟丝子尚可健脾止泻，治疗气虚不运或虚寒性腹泻，可与补骨脂、炒山药、炒白术、白豆蔻配伍应用。现代药理研究表明，菟丝子有提高心率、降血压、降脂作用，治疗冠心病、心力衰竭等属心气虚或心阳不振者，可与淫羊藿一起伍于益气活血方中，对缓解症状、巩固疗效，有一定作用。

31. 附子

附子，味辛，性热，乃大辛大热之品，有毒，入心、脾、肾经。可回阳救逆，补火助阳，散寒止痛。附子上助心阳、中温脾阳、下补肾阳，为"回阳救逆第一品药"。可用于阳气虚衰或阴寒内实病证。

"附子无姜不热"，附子回阳救逆，药性峻烈，味辛可畅达气机，通达上下内外，其性走而不守；干姜温中散寒，温肺化饮，回阳救逆，其性守而不走，也可制约附子毒性以减毒增效。二药相须配伍，温中回阳之力增强，用于亡阳及脾阳虚证，如《伤寒论》中四逆汤即为治疗亡阳的代表方。附子温补元阳，人参大补元气，附子性善走行，可引人参通行全身，上温心阳，中助脾阳，下补肾阳。二药辛甘助阳，常相须为用，人参可防附子燥烈耗气，附子可助人参补气温阳，如参附汤常用于治疗阳气暴脱的危急病证。现代药理研究显示，参附汤具有强心、抗休克等作用。

附子补火助阳，心、脾、肾诸脏阳气虚衰者均可配伍应用。如治心阳虚衰，表现为胸闷、胸痛、心悸气短，可以附子配伍人参、桂枝，补元阳而温心阳。脾阳虚衰所致之食少、便溏、腹痛绵绵、畏寒怕冷等，可以附子配伍党参、白术、干姜，如附子理中丸。方中附子温脾土，白术健脾燥湿，干姜温胃散寒，人参补益脾气，炙甘草补后天脾土、调和诸药。肾阳虚衰之阳痿滑精、宫寒不孕、夜尿频多者，可以附子配伍肉桂、鹿角胶、杜仲、菟丝子等壮命门之火。

附子有很强的温经止痛作用，其性彪悍，善于走窜。史教授善于利用附子辛热走窜之性治疗风寒湿邪阻络所致之周身骨节疼痛。

附子性温燥且有毒，使用不当可能会动血耗气甚或中毒，入汤剂宜先煎 0.5 ～ 1 小时，口尝无麻辣感方可。

32. 车前子

车前子，味甘，性微寒，归肝、肾、肺、小肠、膀胱经，有清热利尿，渗湿通淋，明目，祛痰之功效。其性甘寒滑利，主降泄，既可利水通淋，又可清利湿热，常与茯苓、泽泻、冬瓜皮、玉米须等配伍，治疗各种水肿；与通草、滑石、泽泻、淡竹叶等配伍，治疗膀胱湿热所致之小便淋沥涩痛。车前子利小便而实大便，可治疗湿热泄泻。

车前子既可清肝，又可利尿，且其性甘寒，清热利尿而不伤阴。史教授常以车前子配伍菊花、钩藤、天麻、槐米等治疗肝火上炎或肝阳上亢之高血压；配伍玉米须、赤小豆、益母草、冬瓜皮等治疗心衰。

33. 玉米须

玉米须，味甘，性平，归肾、胃、肝、胆经。有利尿消肿，清肝利胆的功效。药理研究显示，玉米须中含钾盐、维生素 K、谷固醇、豆固醇和生物碱，有利尿、降压、降糖、止血等作用。玉米须利尿作用和缓，且利尿不伤阴，史教授常以此药治疗高血压、慢性肾炎、心功能不全等。

34. 椒目

椒目，味辛、苦，性温，有小毒，归脾、膀胱经。可利水消肿，祛痰平喘，对水肿胀满、痰饮喘逆等症有治疗作用。史教授常以椒目 10～15g，配伍泽兰、益母草、车前子等，治疗心衰有水钠潴留表现者。椒目性温，有小毒，不适合大剂量长期应用，且阴虚火旺者慎用。

35. 牛膝

牛膝，味酸、微苦，性平，归肝、肾经。有活血通经，祛瘀止痛，通利关节，利尿通淋的功效。牛膝苦平降泄，有引血下行的作用，可引头面部、上半身的血下行，可用于肝阳上亢之头晕、头痛、高血压的治疗。牛膝主下行的特点还可引药下行，作为下部病症的引经药，且其有通利关节的作用，可用于治疗风湿病腰腿疼痛。史教授常将川牛膝与桃仁、红花、当归、鸡血藤等配伍治疗瘀血阻滞所致的妇科病症。

牛膝又有怀牛膝和川牛膝的不同，怀牛膝作用偏于补肝肾，强筋骨，川牛膝偏于散瘀血。牛膝善下行，故年老气虚者用量不宜过大，一般 10～15g，且中气下陷者及孕妇当避免应用。

36. 白蒺藜

白蒺藜，又名刺蒺藜。味辛、苦，性微温，有平肝、疏肝、活血祛风，明目，止痒作用。白蒺藜辛散苦泄，有疏肝解郁之功，常与柴胡、白芍、香附、玫瑰花、郁金、川楝子、青皮、王不留行等配伍治疗肝气郁结之情绪急躁易怒、胸胁疼痛、乳房胀痛等。白蒺藜能疏散肝经风热，有明目作用，常与菊花、决明子、蔓荆子、谷精草、密蒙花等同用，用于风热上犯之目赤不明。其入足厥阴肝经，有平肝息风作用，常与天麻、钩藤、菊花、桑叶、白芍、生龙骨、生牡蛎、川牛膝等同用，治疗肝阳上亢之头痛、头晕等。白蒺藜功专破血，可配伍郁金、延胡索、三棱、莪术、红花、桃仁等，以行气活血。

现代药理研究显示，白蒺藜有扩张外周血管，减轻心脏后负荷，扩张冠脉，抗动脉硬化、抗血小板聚集等多种对心血管系统有益的作用。史教授常以白蒺藜 15～20g，配伍天麻、钩藤、菊花、桑叶、生龙骨、川牛膝等治疗肝阳上亢之高血压，配伍三棱、莪术、红花、桃仁、丹参、川芎等治疗瘀血痹阻心脉之心绞痛。

白蒺藜的炮制方法主要有炒制和盐炙两种，炒制可增强温通行散之力。盐炙蒺藜则明目、活血破血作用更强。

37. 天麻

天麻，味辛、甘，性平，入肝经。有平肝潜阳、息风止痉、通络止痛的作用。天麻属阳性升，善于走上，为平肝之要药。一般有祛风化痰作用的药物多性燥，而天麻质润不燥，为"风药中之润剂"，祛风化痰、平肝潜阳兼可通利血脉，为治疗心脑血管病、高血压常用药物。

史教授常以天麻 15～30g 与钩藤、川牛膝、菊花、白蒺藜等配伍治疗肝阳上亢之头晕、头胀痛等。天麻味辛能散风，入肝经而善息肝风，常与钩藤、僵蚕、白蒺藜、全蝎等同用，治疗肝风内动所致之眩晕、黑矇、惊痫、抽搐等。如中风口眼喎斜、口角流涎，可与白僵蚕、全蝎、白附子、荆芥、南星、半夏、苏木等配伍使用。天麻有祛风痰作用，常与南星、半夏、白术、茯苓、黄连、黄芩、石菖蒲、郁金等同用，治疗风痰上扰所致的眩晕、肢体麻木、半身不遂、言语不利等。天麻性平，故无论寒证、热证，皆可使用。

38. 菊花

菊花，味辛、甘、苦，性微寒，归肺、肝经。有疏风清热，平肝明目作用。《本草纲目》："菊花，昔人谓其能除风热，益肝补阴。盖不知其尤多能益金、水二脏也，补水所以制火，益金所以平木，木平则风息，火降则热除，用治诸风头目，其旨深微。"即菊花补肺金而平肝木，补肾水而降火气。菊花常用于治疗风热表证、目赤肿痛、头晕头痛等。

一般花类药物多质轻主疏散，而菊花性微苦寒主降泄，能降肝火、平肝阳、息肝风，史教授常以菊花 10～12g，配伍决明子 15～30g，车前子 15～30g，桑叶 15g，治疗肝火上炎所致之目红肿、流泪；配伍钩藤 20～30g，桑叶 20g，生龙骨 30g，川牛膝 15g，天麻 20～30g，治疗肝阳上亢之头晕、头痛、高血压；配伍石决明 30g，钩藤 30g，地龙 10 ～ 15g，天麻 20 ～ 30g，蜈蚣 1 条，治疗肝阳化风之中风、眩晕。

39.决明子

决明子，味甘、苦，性寒，微咸，归肝、大肠经，有清肝明目，润肠通便的作用。其苦寒而入肝经，可清利肝胆郁热。史教授常以决明子 20 ～ 30g 与黄芩 10g，菊花 10 ～ 12g，青葙子 10g 等配伍，治疗肝胆郁热所致的目赤肿痛、畏光流泪、头痛、眩晕等。决明子作为肝经引经药，常与菊花 10 ～ 12g，柴胡 10g，黄芩 10g 等配伍用于治疗两侧太阳穴附近头痛。决明子有明目作用，可与枸杞子、生地黄、石斛、菊花等配伍，治疗肝肾不足之视物模糊、双目干涩等。

现代药理研究显示，决明子有很好的降压、降脂效果，常用于高血压、血脂异常的治疗。临床可以决明子、菊花、桑叶、荷叶、生山楂等代茶饮，简便验廉。

40.槐米、槐花

槐花为洋槐树开花后采收的花朵，槐米是槐花尚未开放时采收的花蕾。两者微寒，入肝、大肠经。槐花被历代医家视为"凉血要药"，因其凉血止血作用，常用于治疗大肠血热所致的便血或痔疮出血。槐米除凉血止血外，还可清肝泻火。史教授常用槐米 15g，配伍菊花 10g，天麻 20 ～ 30g，白蒺藜 15 ～ 20g，桑叶 20g，治疗高血压病，对高血压有出血倾向者尤为适宜。

二、常用经验方

1.滋阴平肝降压方

组成：天麻 20g，制首乌 12g，女贞子 15g，枸杞子 15g，菊花 10g，地龙 10g，川牛膝 15g。

功效：滋阴平肝。

适应证：肝肾阴虚，肝阳上亢之高血压，症见头晕目眩，双目干涩，多梦易醒，心烦易怒，腰膝酸软，舌红少苔，脉弦细。

加减：若肝肾阴虚明显，视物模糊、五心烦热、口燥咽干者，加生地黄 15g，麦冬 15g，玄参 15g 滋补肝肾；眩晕剧烈，兼见手足麻木、震颤者，加羚羊角粉 0.3g，生龙骨 30g，生牡蛎 30g，全蝎 6g，蜈蚣 1～2 条等镇肝息风、清热止痉。若阴损及阳，出现怕冷、多尿等肾阳不足者，可酌加仙茅 6～10g，淫羊藿 10～15g，桑寄生 30g，盐杜仲 30g，菟丝子 15g 温补肾阳，上述几味均温而不燥，无伤阴之弊，大便秘结者可将盐杜仲改为生杜仲，加肉苁蓉 30g。若患者舌质暗，或兼有其他血瘀症状者，加丹参 30g，牡丹皮 15g，赤芍 15～20g 活血化瘀；血瘀重者可加莪术 10～15g，桃仁 10g 破血逐瘀。

方解：制首乌、女贞子、枸杞子滋补肝肾之阴；伍以天麻、地龙平抑肝阳，菊花清肝，川牛膝活血化瘀、引血下行，以其下行之性助天麻、地龙下潜肝阳。全方共奏滋补肝肾、平肝潜阳、活血化瘀之功，用于治疗肝肾阴虚为本，不能上敛肝阳而致的高血压。

2. 调和冲任降压方

组成：淫羊藿 10g，巴戟天 12g，当归 15g，知母 10g，山茱萸 10g，杜仲 15g，丹参 30g，益母草 15g。

功效：温肾阳、补肾精、调冲任、活血化瘀。

适应证：围绝经期女性阴阳两虚之高血压，症见头晕目眩，心悸，失眠，耳鸣健忘，腰腿酸软，畏寒肢冷，夜尿增多，舌质淡，脉沉细者。

加减：若兼见下肢浮肿，怕冷，加桂枝、茯苓、泽泻等温肾利水；胸闷胸痛，急躁易怒者，加郁金 15g，甘松 15g，延胡索 15g，柴胡 10g，香附 15g，白芍 15g 疏肝理气；失眠多梦、心悸者，加酸枣仁 20～30g，柏子仁 20～30g，远志 6～10g，首乌藤 20～30g 养心安神；胆小易惊者，加龙齿 20～30g 镇静安神。

方解：淫羊藿、巴戟天、杜仲温补肾阳；山茱萸滋补肾阴，知母滋阴泻火；当归、丹参养血活血、调理冲任；伍以益母草活血利水。全方阴阳双补、调补冲任、活血化瘀。

3. 益气活血解毒方

组成：党参 15g，黄芪 30g，川芎 20g，丹参 30g，当归 15g，红花 10g，郁金 15g，金银花 15g。

功效：益气活血，清热解毒。

适应证：心气虚、心血瘀阻而兼有内热之胸痹心痛者。

加减：如气虚明显，可加大黄芪用量至 40～60g，或生黄芪与炙黄芪同用，党参改为人参 10g，另可酌加淫羊藿 6～10g，巴戟天 10～15g 温阳益气。气阴两虚者，改党参为西洋参 10g，加麦冬 15g，五味子 6g。舌质暗有瘀斑或胸痛剧烈者，在大剂量补气药基础上，加莪术、三棱、桃仁、土鳖虫等破血逐瘀药及全蝎、蜈蚣等搜剔经络药。伴口苦、便秘者，可将金银花改为生大黄 10g 与其他药物同煎以清热解毒、泻下通便，年老体虚者可用熟大黄 10～15g 缓其苦寒泻下之力。

方解：党参、黄芪益气；川芎、丹参、当归、红花、郁金活血化瘀；金银花清热解毒。全方补气活血，兼清内热，用于治疗气虚血瘀、郁热内蕴之胸痹者。

4. 温通宣痹方

组成：党参 15g，黄芪 30g，桂枝 10g，丹参 30g，桃仁 10g，红花 10g，川芎 20g，赤芍 15g，当归 20g。

功效：补气温阳，活血化瘀止痛。

适应证：心气虚、心阳不振，心血瘀阻所致之心绞痛，症见气短乏力，活动后胸闷胸痛，遇冷加重，舌淡暗，苔薄白，脉沉涩。

加减：阳虚明显者，可加淫羊藿 15g，仙茅 10g，巴戟天 15g 温肾阳助心阳；阳虚寒凝，胸痛剧烈者，可加三棱 10g，莪术 15g，疼痛缓解后则需停用破血药，以防耗伤正气。

方解：阳虚为气虚之甚，所以在温阳时往往需要补气，方中党参、黄芪补气；桂枝温通心阳；丹参、桃仁、红花、川芎、赤芍、当归活血化瘀、通络止痛。

5. 化痰活血通痹方

组成：瓜蒌 20～30g，薤白 20g，法半夏 10g，川芎 20g，丹参 30g，赤芍 15g，红花 10g，莪术 10g，陈皮 10g，枳实 15g，黄连 10g。

功效：化痰活血，通络止痛。

适应证：痰瘀互结之胸痹心痛。

加减：如大便稀溏可将瓜蒌改为瓜蒌皮 15g，枳实改为枳壳，加炒白术 15g；便秘者可将黄连改为生大黄 6～10g，后下或与其他药物同煎；痰瘀蕴结化热者，可加虎杖 15g，黄芩 10g。兼有胸部胀闷不舒、急躁易怒者，可加柴胡 10g，香附 10～15g 疏肝理气，有助于痰浊、瘀血消散。

方解：瓜蒌、薤白、法半夏化痰宽胸；川芎、丹参、赤芍、红花、莪术活血化瘀、通络止痛；陈皮、枳实行气导滞，助痰浊、瘀血消散；痰瘀互结，日久易化热生毒，故加黄连清热解毒。全方化痰活血，通络止痛，兼清内热。

6. 祛瘀生肌方

组成：三七粉 3g，血竭粉 1.5g，冲服。

功效：活血化瘀、生肌。

适应证：急性心肌梗死。

加减：根据患者临床表现，气虚者加人参 10g，生黄芪 30～60g；气虚有热或气阴两虚者，用西洋参 10g；痰浊内蕴者，加瓜蒌 30g，薤白 20g，半夏 10g；若患者表现为瘀血日久，蕴而化热者，加凉血活血之赤芍 15g，生地黄 15g，丹参 30g，酒大黄 15g 等；寒凝血瘀，胸痛剧烈者加辛温之三棱 10g，莪术 15g，乳香 5g，没药 5g，但注意破血逐瘀药不可久用。

方解：三七、血竭活血化瘀止痛，血竭尚可生肌，不仅可缓解心肌梗死之胸痛彻背，还可促进坏死心肌吸收。

7. 益气活血利水方

组成：生黄芪 30g，人参 10g，丹参 30g，川芎 15g，益母草 15g，玉米须 10g，茯苓 20g，陈皮 10g。

功效：益气活血、利水消肿。

适应证：气虚血瘀水停之心力衰竭患者，表现为动则胸闷气喘，气短乏力，下肢水肿，舌胖，舌质淡暗，苔薄白，脉沉弱。

加减：如有畏寒肢冷、水肿明显、舌胖淡，舌苔白滑等阳虚水停表现者，可加桂枝10g，制附片10g，泽泻15g，白芍15g；若兼肺气膹郁，喘憋不得卧者，可加葶苈子10g，大枣10g，桑白皮30g，杏仁10g。

方解：生黄芪、人参补心肺之气，丹参、川芎、益母草活血化瘀，心力衰竭患者往往存在"血不利则为水"这一病理环节，所以又以益母草、玉米须、茯苓利水消肿，陈皮斡旋中焦气机，助水邪排出体外。

8. 调补冲任安神平悸方

组成：淫羊藿10g，仙茅10g，巴戟天15g，当归15g，知母10g，甘松15g，郁金15g，五味子10g，酸枣仁30g，珍珠母30g。

功效：温肾阳、调冲任、安神定悸。

适应证：冲任不调、心神不宁之心悸怔忡者，表现为心慌气短，头晕耳鸣，腰膝酸软，两足欠温，时或怕冷，时或烘热，心烦失眠，舌质淡，脉沉细。

加减：胆小，闻声响即心慌不安者，珍珠母改为生龙齿20～30g，加远志6g，石菖蒲15g镇惊安神定悸。兼有气短乏力，面色萎黄等气血不足者，加黄芪30g，党参15g，鸡血藤20～30g，川芎15g，生地黄12g益气养血。舌暗，或病程较长者，存在久病入络，血脉瘀滞，加川芎15～20g，赤芍15g，红花10g，丹参20～30g等。

方解：仙茅、淫羊藿、巴戟天温补肾阳；当归养血柔肝充血海，助二仙调补冲任；知母滋阴泻火；甘松、郁金理气开郁；五味子益气生津、补肾宁心，酸枣仁养肝宁心安神，二者可润甘松、郁金之燥，四药既可疏肝理气，又可养肝柔肝、宁心安神；珍珠母重镇安神。全方温补肾阳、调理冲任、理气开郁、宁心安神，用于冲任失调、心神不宁之心悸、怔忡、失眠者。

9. 补气温阳定悸方

组成：党参 20g，黄芪 30g，桂枝 10g，巴戟天 15g，淫羊藿 10g，白芍 15g，当归 15g，赤芍 15g，鸡血藤 30g，川芎 15g。

功效：益气温阳，养血活血定悸。

适应证：心气虚、心阳不振、心脉不畅所致之缓慢性心律失常。

加减：心肾阳虚重者可加制附片 10g，肉桂 5g 温阳散寒通脉。表现为心悸胸闷、痞满恶心、小便短少、形寒肢冷、水肿、甚至不能平卧者，为阳虚水泛，水饮凌心证，加制附片 10g，茯苓 15g，炒白术 15g，泽泻 15～20g，葶苈子 10g，大枣 15g，温阳泻肺利水。

方解：党参、黄芪益气，巴戟天、淫羊藿温阳补肾，桂枝温通心阳，当归、鸡血藤养血活血，川芎行气活血，上述药物药性皆温热，故加入药性偏凉的赤芍、白芍，缓温药之燥热之性，且助当归、川芎等活血柔肝。

第四章 典型病案

一、高血压

病案 1：张某，男，62 岁，2018 年 3 月 22 日初诊。

主诉：头晕反复发作 10 年，加重 3 个月。

高血压 10 余年，血压（BP）最高 180/110mmHg，服用氨氯地平 5mg/d，替米沙坦 80mg/d，血压控制尚可。近 3 个月来，血压波动在 150 ～ 200/95 ～ 110mmHg，有时血压突然升高，伴头晕、头胀痛，严重时不能站稳，曾系统筛查并排除继发性高血压。2 个月前加用吲达帕胺缓释片 1.5mg/d，血压仍在 150/95mmHg。现症：活动后头晕，头昏沉，口苦，面红，无腰膝酸软，无耳鸣耳聋，睡眠可。舌质暗，苔腻，脉沉弦。左臂血压 150/95mmHg，右臂血压 145/90mmHg。6 年前体检发现颈动脉斑块，血脂高，未用药。肥胖，吸烟，其父亲有高血压、冠心病、脑梗死病史。颈动脉彩超示：双侧颈总动脉、颈内动脉内中膜增厚，见多发混合回声斑块。

西医诊断：①高血压 3 级（极高危），难治性高血压；②血脂异常；③颈动脉粥样硬化。

中医诊断：眩晕；肝阳上亢，痰瘀互结，蕴而化热。

治法：平肝潜阳，活血化痰清热。

处方：天麻 30g　　钩藤 30g　　桑寄生 20g　　川牛膝 15g

半夏 10g	泽兰 15g	丹参 30g	赤芍 15g
地龙 10g	珍珠母 30g	茯苓 20g	陈皮 10g
车前子 20g^(包煎)	葛根 30g	白蒺藜 15g	菊花 10g

14 剂，水煎服，日一剂。嘱患者低盐、低脂饮食，坚持运动，戒浓茶、咖啡等。

2018 年 4 月 5 日二诊：服药后头晕、昏沉症状明显好转，口干、口苦减轻，BP 135/90mmHg，未再出现血压明显波动。舌质暗，苔腻，脉沉弦。辨证为肝阳上亢，痰瘀互结，继以平肝活血化痰为法治疗。

处方：
天麻 30g	钩藤 30g	生杜仲 20g	桑寄生 20g
川芎 20g	丹参 30g	葛根 30g	赤芍 15g
川牛膝 10g	陈皮 10g	半夏 10g	茯苓 25g

14 剂，水煎服，日一剂。

服药后患者血压稳定在 130/80mmHg 左右，头晕、头胀等症状消失。

按： 本案患者已规律服用 3 种降压药物（包括利尿剂），血压仍不能控制达标，属难治性高血压。患者肥胖，平时以静坐生活方式为主，合并血脂代谢异常、动脉硬化等，均未规律治疗。体形肥胖、血脂异常等与中医痰浊证相关。结合舌脉来看，除肝阳上亢外，尚存在痰瘀互结化热之象，故在天麻钩藤饮的基础上，加化痰活血药，活血药选择凉血活血之丹参、赤芍，以及引血下行之川牛膝，活血利水之泽兰。患者在血压控制不好的情况下，反复出现血压突然升高伴有头晕头痛，严重时不能站稳，有肝阳化风之势，故加清热息内风通络之地龙及平肝息外风之白蒺藜。在滋补肝肾、平肝潜阳基础上合用活血化瘀、化痰之品为史教授治疗高血压的常用治则。方中川牛膝与葛根，为史教授治疗高血压常用的对药，川牛膝性善下行、入血分，葛根轻扬升散、入气分，两药相合，一升一降，调和气血。脾为生痰之源，故加陈皮、茯苓健脾化痰除湿，半夏燥湿化痰。痰瘀互结，蕴而化热，有助肝阳上亢之势，故加车前子、菊花清肝火，以助平肝药物下潜肝阳，且车前子也有化痰之功。患者服药两周后症状即明显改善，血压平稳，热毒表现及肝阳化风之势消失，故原方去掉清热息风药，而以平肝活血化痰为主调治。

史大卓治疗心血管病经验撷英

病案 2：方某，男，65 岁，2018 年 2 月 9 日初诊。

主诉：间断头晕头胀 10 年余，加重 2 个月。

患者有高血压病史 10 余年，最高血压 170/90mmHg，未规律服药及监测血压。5 年前体检发现血脂异常，颈动脉硬化斑块，开始服用降压药物。近 2 个月口服眩晕宁，每次 4 粒，每日 3 次，厄贝沙坦 150mg/d，血压控制不理想，血压波动在 145 ～ 160/80 ～ 90mmHg。甘油三脂（TG）3.76mmol/L，胆固醇（TC）6.36mmol/L，低密度脂蛋白胆固醇（LDL-C）4.15mmol/L。颈动脉彩超示：双侧颈内、外动脉多发钙化斑块。现症：头晕，头昏沉，困倦，口苦，睡眠欠佳，多梦易醒。舌质紫暗，苔腻微黄，脉沉弦。左臂血压 150/85mmHg，右臂血压 145/80mmHg。否认糖尿病史。饮酒、吸烟 30 年，有高血压家族遗传史。

西医诊断：①高血压 2 级（高危）；②血脂代谢异常；③颈动脉硬化。

中医诊断：眩晕；痰瘀互阻，蕴而化热。

治法：化痰活血，半夏白术天麻汤加味。

处方：
天麻 30g	法半夏 10g	炒白术 20g	陈皮 10g
茯苓 20g	川芎 20g	丹参 30g	赤芍 15g
泽泻 15g	珍珠母 30g	葛根 30g	车前子 20g^{（包煎）}
黄芩 10g			

21 剂，水煎服，日一剂。嘱患者低盐、低脂饮食，适当活动，避免饮用浓茶、咖啡等，戒烟限酒。

2018 年 3 月 2 日二诊：服药后头晕明显好转，无头胀及头昏沉等，睡眠较前改善，大便略稀。BP 135/80mmHg，舌质暗，苔薄腻，脉沉弦。

辨证：痰瘀互阻。

治法：活血化痰。

处方：
天麻 30g	法半夏 10g	炒白术 20g	茯苓 25g
陈皮 10g	川芎 20g	丹参 30g	川牛膝 15g
葛根 30g	盐杜仲 20g		

28 剂，水煎服，日一剂。

随访：降压药物仍服用厄贝沙坦 150mg/d，血压稳定在 130 ～ 135/75 ～ 85mmHg，已无头晕等不适。

按：患者饮酒 30 多年，酒易生湿助热，初诊见口苦、苔腻微黄，均为痰湿蕴而化热之象。治疗痰浊中阻型高血压，半夏白术天麻汤为常用方，本案患者高血压病史长，舌暗，为痰浊内蕴基础上兼有血瘀，故化痰活血为法，兼清内热。同时在活血药的选择上，选用偏凉的赤芍、丹参。二诊时患者症状、血压均有明显改善，苔腻有改善，但大便略稀，为痰湿之象，故加大茯苓用量，继用陈皮、白术等。中医认为，血脂高与痰浊相关，故调脂及抗动脉硬化时当酌加化痰浊之品。患者为老年，脉象沉弦，存在肝肾亏虚，肝阳上亢之象，故方中用杜仲平补肝肾，天麻平抑肝阳。

现代医学提倡高血压患者低盐、低脂饮食，而降压常用中药如杜仲、白蒺藜、车前子、知母、黄柏等常用盐炒制，那么是否有悖于低盐饮食的理念呢？盐性味咸寒，归胃、肾、大小肠经。《雷公炮制论》曰："食盐之咸，本归肾腑，肺即其母，肝即其子也，故并入之。"盐杜仲较生杜仲补肝肾作用更强，且可引血下行；盐知母、盐黄柏滋阴降火作用更强。药理研究显示，生杜仲、盐杜仲炭和砂炒杜仲均能使兔、狗血压明显下降，盐杜仲炭和砂炒杜仲作用强度基本一致，均比生杜仲强。盐炙品所含盐量较少，即使每日最大服用量，在心衰或高血压患者钠盐摄入中占比较小，不会因应用盐炙中药而明显增加钠摄入量。

病案 3：赵某，女，55 岁，2018 年 3 月 23 日初诊。

主诉：反复头晕头胀，血压升高半年。

患者半年来血压波动在 130～160/70～90mmHg，未服用降压药物，血压升高时伴有头晕头胀，无视物旋转，无耳鸣耳聋，无肢体活动及感觉异常，无恶心呕吐。现症：头晕头胀，腰膝酸软，手足心热，面部发热，入睡困难，多梦易醒。2008 年曾患脑梗死，未遗留后遗症；血脂异常，但未用药。已绝经 5 年。查体：BP 158/72mmHg，心率（HR）72/min。血脂：TC 6.2mmol/L，LDL-C 3.7mmol/L。舌质暗，脉薄白，脉细弦。

西医诊断：①高血压 2 级（极高危）；②陈旧性脑梗死；③血脂代谢异常。

中医诊断：眩晕；肝肾亏虚，肝阳上亢，血脉瘀滞。

治法：平肝潜阳，活血化瘀，清泻肝火。

处方：天麻钩藤饮加减。

天麻 30g	杜仲 20g	桑寄生 20g	钩藤 30g
川牛膝 20g	茯苓 30g	黄芩 10g	珍珠母 30g
决明子 20g	槐米 10g	丹参 30g	赤芍 20g

14剂，水煎服，日一剂。嘱患者低盐、低脂饮食，避免劳累、情绪激动，监测血压。

2018年4月6日二诊：头晕头胀已明显减轻，血压已控制在130～140/70～80mmHg，颈肩部不适，睡眠改善，手足心热及面部发热减轻，脉细弦，舌质暗，苔稍腻。

辨证：肝肾亏虚，肝阳上亢，血瘀痰阻。

治法：平肝潜阳，化痰活血。

处方：当归 20g	川芎 20g	赤芍 20g	白芍 20g
葛根 30g	川牛膝 20g	天麻 30g	钩藤 30g
决明子 30g	茯苓 20g	半夏 10g	丹参 30g

28剂，水煎服，日一剂。

随访1个月，患者未再发作头晕、头胀，血压维持在120～130/80～85mmHg，睡眠明显改善。

按：《素问·上古天真论》提到"女子七七，任脉虚，太冲脉衰少，天癸竭，地道不通"，《临证指南医案》指出"女子以肝为先天"，肝与冲任二脉关系密切，女子七七之后冲脉气血亏虚，肝肾不足，不能上敛肝阳，故肝阳上亢。围绝经期高血压多以肝肾阴阳失调、冲任气血失和为本，以痰浊、瘀血、肝阳、气滞为标。本案患者女性55岁，天癸已竭，太冲脉衰少，肝肾不足，肝阳上亢，容易出现血压变异性大，伴随症状多。患者头晕头胀，手足心热，面部发热为肝肾亏虚，肝阳上亢表现。故以滋补肝肾、平肝潜阳为法。因患者睡眠差，在潜镇药物的选择上，用了珍珠母，平肝潜阳，重镇安神。同时用了钩藤、决明子、槐米等清肝火药和引血下行之川牛膝，以引热下行、平抑上亢之肝阳。茯苓属利水渗湿药，现代药理研究显示其有利尿降压作用。患者舌质暗，故加用养血活血之丹参、赤芍。经治疗，肝阳上亢的表现明显改善，血压平稳。患者既往有脑梗死病史，即脑动脉有严重狭窄、闭塞，属中医血瘀、痰浊范畴，而患者舌质暗，苔腻为痰瘀之象，故下一步治疗以养血活血为主，兼顾肝阳及痰浊。

女子以肝为先天，而肝藏血、肝主疏泄，史教授主张在补肾时加入养肝血的药物，如当归、白芍、鸡血藤，取其乙癸同源，肝肾同补，使冲任气血调和之意。

病案 4：高某，女，49 岁，2020 年 8 月 21 日初诊。

主诉：间断头晕 1 年。

高血压病 1 年，最高达 160/100mmHg，服用厄贝沙坦氢氯噻嗪 162.5mg/d，血压控制在 130～150/80～90mmHg。现症：头晕耳鸣，偶有头痛隐隐，乏力，腰膝酸软，时而烘热汗出，时而怕冷，手足不温，夜眠差，入睡困难，且易醒，醒后烦躁辗转不能入眠，二便正常。舌淡暗，苔薄白，舌下脉络迂曲，脉沉细。否认其他慢性病史。

西医诊断：高血压 2 级。

中医诊断：眩晕；阴阳两虚，虚火扰神，血脉瘀滞。

治法：温肾阳，补肾精，泻相火，调冲任，和血脉。

处方：仙茅 6g　　淫羊藿 10g　　当归 12g　　黄柏 10g

　　　知母 10g　　益母草 15g　　盐杜仲 15g　　丹参 30g

　　　赤芍 20g　　白蒺藜 15g　　酸枣仁 30g　　茯苓 15g

21 剂，水煎服，日一剂。

2020 年 9 月 11 日二诊：血压维持在 130～140/75～80mmHg，头晕、头痛基本消失，腰膝酸软、乏力症状好转，烘热汗出、怕冷均明显减轻，眠安，舌质暗苔薄白，脉沉细。

处方：当归 30g　　红花 10g　　桑寄生 30g　　盐杜仲 15g

　　　知母 10g　　丹参 30g　　赤芍 20g　　白蒺藜 20g

　　　茯苓 15g　　酸枣仁 10g　　川牛膝 20g　　葛根 30g

14 剂，水煎服，日一剂。

后随访 1 个月，患者诉病情稳定，头晕、失眠基本未再发作，乏力、怕冷、烘热症状明显改善，血压达标。

按：该患者为中年女性，血压波动明显，且伴有明显的阴阳失调表现，如烘热汗出、怕冷肢凉等，是典型的围绝经期高血压，病机为阴阳俱虚于下，冲任气血失和。舌质暗为瘀血内阻表现，夜眠差伴心烦，为虚火扰心之象，故处方以二仙汤温肾阳，滋阴降火，加丹参、赤芍、益母草活血化瘀，调和血脉，茯苓、酸枣仁养心安神。

二仙汤中以辛温之仙茅、淫羊藿、巴戟天温补肾阳，以苦寒之知母、黄柏泻妄动之肾火，又能防止温补药过于温燥辛散。泻肾即是补肾，知母、黄柏在泻肾的同时，又可滋肾阴。当归甘温，入肝、心、脾经，温润养血、调补冲任。全方辛温与苦寒并用，温阳与滋阴、泻火并举，温而不燥，寒而不滞，是治疗围绝经期综合征、围绝经期高血压、月经病证属阴阳两虚、虚火上炎的常用方。

本案患者有失眠、烦躁等症状，那方中为何不用镇心安神之龙骨、牡蛎？因为患者失眠为肾阴阳两虚，乃虚火上炎，扰动心神所致，故用知母、黄柏滋阴清热以泻相火，为治本之法。

二诊时，患者阴阳两虚症状有所改善，虽未用二仙汤原方，但方中桑寄生、杜仲与知母配伍，同样为温肾阳、滋肾阴、泻相火之意。史教授主张在补肾时加入养肝血的药物，如当归、白芍、鸡血藤、生地黄等，取乙癸同源、肝肾同补之意，使冲任气血调和。

病案 5：张某，女，78 岁，2020 年 7 月 14 日初诊。

主诉：间断头晕 1 个多月。

患者既往有高血压病史 10 多年，平素血压控制可，1 个月前出现时有头晕，活动后及体位改变时常有发生，无视物旋转及恶心呕吐等，自测血压 140～170/60～70mmHg。长时间行走后心慌、乏力，每次发作 1 分钟左右。查动态心电图（Holter）有室上性早搏，24 小时共 2300 次。睡眠差，入睡困难，易醒。舌暗红苔少，脉沉弦。

西医诊断：①高血压 2 级；②室上性早搏。

中医诊断：头晕；肝肾亏虚，血脉瘀滞，虚火上扰心神。

治法：补益肝肾，活血安神。

处方：天麻 30g　　生杜仲 20g　　桑寄生 30g　　钩藤 30g
　　　　丹参 30g　　川芎 20g　　　茯苓 20g　　　莲子心 5g
　　　　珍珠母 30g　酸枣仁 30g　　首乌藤 30g　　川牛膝 20g

14 剂，水煎服，日一剂。

2020 年 7 月 28 日二诊：血压稳定，130～145/60～70mmHg，睡眠明显好转，心慌仍有发作，发作时仍乏力较重。舌暗红苔少，脉沉弦。

处方：天麻 30g　　生杜仲 20g　　桑寄生 30g　　　钩藤 30g

丹参 30g　　　川芎 20g　　　茯苓 20g　　　　川牛膝 20g

珍珠母 30g　　酸枣仁 30g　　当归 15g　　　　白蒺藜 20g

14 剂，水煎服，两日一剂。

服药后患者血压稳定，无心慌发作。

按： 老年高血压患者中，血压变异性大者较为常见。部分患者服用降压药后虽然血压在某些时段偏低，但同样有头晕乏力等症状，部分患者可能出现无法耐受西药降压药物的情况，或反复调整降压药物也无法使血压平稳。这种情况采用中药治疗往往能取得良好效果。肝肾亏虚、虚火上扰为老年高血压常见证型，本案患者平素血压控制尚可，就诊前 1 个月出现血压升高，且血压变异性大。血压变异性大者常见肝肾阴虚、肝阳上亢、瘀血阻络证，且患者往往存在焦虑情绪等，在处方时，除平肝潜阳、滋补肝肾、活血化瘀外，可加重镇安神或养心安神之品，对改善焦虑情绪有良效。方中天麻、钩藤平肝潜阳息风，杜仲、桑寄生补益肝肾，丹参、川芎活血化瘀，首乌藤搜风通络、养心安神，牛膝祛瘀通络、引血下行，酸枣仁、茯苓养心安神，珍珠母平肝潜阳、安神定惊，莲子心清热安神。因莲子心味苦，性寒，脾胃虚寒者应慎用。

高血压作为动脉粥样硬化性心血管病的重要危险因素之一，与血脉病证有关，故治疗时必当伍用活血化瘀药，如当归、丹参、牡丹皮、地龙、赤芍、川芎、川牛膝、虎杖等。活血化瘀药可扩张周围血管，减少血管阻力，提高肾小球滤过率，增加水钠排泄。气血相互依存，血以载气，血脉调和则上亢之阳易平、易潜。针对上亢之阳的中医治疗而言，活血化瘀宜选用引血归经、引血下行的活血化瘀药，如川牛膝、当归等。

二、冠心病

病案 1：周某，男，62 岁，2019 年 3 月 9 日初诊。

主诉：反复胸部闷痛 5 年，再发 2 个月。

患者 2014 年因反复胸痛行冠脉造影并放置两枚支架，2017 年再次放置支架 3 枚（具体部位及血管病变情况不详）。一直规律服用阿司匹林、瑞舒伐他汀、单硝酸异山梨酯、美托洛尔等，胸痛控制尚可。2个月前再次开始出现活动后胸闷、胸痛。查冠脉造影：原支架通畅，右冠状动脉（RCA）中段90%狭窄。医生建议行介入治疗，患者拒绝，故来寻求中西医结合治疗。现症：平路行走500米左右或迎风行走100米即有胸闷胸痛，无气短、乏力等，口苦，舌质暗，舌尖红，苔薄白，脉沉细弦。既往有高血压病10年余，服用氨氯地平，血压控制可。血脂异常病史多年，一直服瑞舒伐他汀治疗，且LDL-C控制在1.5～1.9mmol/L。查体：BP 128/80mmHg，HR 60/min，心律齐，各瓣膜听诊区未及病理性杂音。

西医诊断：①冠心病，不稳定性心绞痛，PCI术后；②高血压3级（极高危）；③血脂代谢异常。

中医诊断：胸痹心痛；血脉瘀滞，蕴而化热。

治法：活血解毒，化瘀止痛。

处方：丹参30g　　川芎20g　　赤芍20g　　三七粉3g
　　　莪术15g　　黄连10g　　香附15g　　白蒺藜15g

28剂，水煎服，日一剂。

2019年4月6日二诊：胸闷胸痛发作较前明显减轻，但遇天气变化及活动过量有胸闷发作，休息片刻可缓解。舌质暗，苔薄白，脉沉细弦。

辨证：心血瘀阻。

治法：活血解毒，化瘀止痛。

处方：丹参30g　　川芎20g　　赤芍20g　　莪术15g
　　　白蒺藜15g　香附15g　　茯苓20g　　黄连10g
　　　陈皮10g

28剂，水煎服，日一剂。

患者规律服用中药3个月，未再发心绞痛。

按：史教授善于从脉象来判断是否存在虚证，《难经》谓"上部法天，主胸以上至头之有疾也"，上部即指寸脉，心肺居胸中故应两寸，寸脉虚实可反应心气、宗气盛衰与否。如寸口脉沉而无力，为虚证，寸口脉弦、有力，即使临床有虚象，亦不宜补。本案患者虽有活动后胸闷胸痛，但无明显气短乏力，且脉沉而弦，虚象不明显。舌质暗为瘀象，且病史较长，反复出现血管狭窄，植入多枚支架，血管中有形之斑块、狭窄，为瘀血或痰浊凝滞之象。瘀血蕴结日久，化热生毒，导致病情急性加重。对于发作频繁的不稳定性心绞痛，当急则治其标，理气活血化瘀为最常用治法。在心绞痛发作频繁时，清热解毒药物的使用，可抑制斑块局部炎症反应，稳定斑块。长期应用活血药需要注意避免用大量破血药，以防耗气散气。二诊时，加陈皮、茯苓健脾，可防止长期服用活血药伤脾胃之气，且脾气健运，则气血生化有源，气血旺盛有助于瘀血的消散，体现了史教授在治疗疾病中顾护后天脾胃的思想。

患者冠心病介入治疗后规律服用二级预防药物，且血压、血脂均达标，但仍然不能完全抑制冠状动脉硬化的进展。就诊前 2 个月出现活动后胸痛，且活动耐量较差，属不稳定性心绞痛，符合介入治疗指征，但患者未同意而选择中西医结合治疗。中药治疗介入后冠心病需谨防两个用药极端：一是拘泥于虚证而不用或少用活血化痰之品，一味补益而壅滞血脉；二是一见心脉闭塞，即投以活血化痰重剂，一味开通而耗伤气血。本案患者虚象不明显，而以瘀血痹阻心脉，日久化热蕴毒为主要病机，故治疗以活血解毒为主。清热解毒药金银花、黄连、大黄、虎杖等均有抑制炎症反应的作用，与活血化瘀药配伍在缓解心绞痛症状方面有确切疗效。

病案 2：王某，男，64 岁，2018 年 5 月 22 日初诊。

主诉：间断胸闷胸痛 3 年余，再发加重 1 个月。

2015 年因反复心绞痛行冠状动脉造影，结果示左前降支（LAD）中段 90% 狭窄，回旋支（LCX）中段 80% 狭窄，RCA 近中段 85% 狭窄，中远段 80% 狭窄。于 LAD 中段及 RCA 近中段病变处分别放置支架一枚，术后规律服用阿司匹林、氯吡格雷、阿托伐他汀、比索洛尔、单硝酸异山梨酯缓释片、曲美他嗪等。术后 1 年复查造影，原 LAD 中段及 RCA 近中段两处支架内可见 30% ～ 50% 狭窄，医生建议长期服用阿司匹林及氯吡格雷，并加用依折麦布，其后患者 LDL-C 控制在 1.1 ～ 1.3mmol/L。半年前胸闷、胸痛再发，近 1 个月明显加重，行走 300 米即有胸痛，持续 5 ～ 10 分钟缓解，气短、胸闷、口苦、咽干、急躁，舌质暗红，苔黄燥，脉沉弦有力。

既往高血压 10 多年，最高血压 180/100mmHg，平素口服硝苯地平控释片及厄贝沙坦氢氯噻嗪，血压控制在 120 ～ 130/70 ～ 75mmHg。糖尿病史 10 多年，胰岛素控制血糖，空腹 7mmol/L，餐后 2 小时 8 ～ 9mmol/

L 左右，糖化血红蛋白 6.9%。吸烟 30 年，已戒烟 3 年。有高血压、糖尿病等家族遗传史。查体：BP 130/72mmHg，HR 64/min。心电图：V_{2-4} 导联 ST 段水平型压低 0.1mV。

西医诊断：①冠状动脉粥样硬化性心脏病，不稳定性心绞痛，冠状动脉支架植入术后再狭窄；②高血压 3 级（极高危）；③血脂代谢异常；④ 2 型糖尿病。

中医诊断：胸痹心痛病；痰瘀互阻，蕴而化热证。

治法：化痰活血解毒。

处方：瓜蒌皮 30g　　薤白 20g　　　半夏 10g　　　黄连 10g

　　　丹参 30g　　　川芎 20g　　　赤芍 20g　　　莪术 15g

　　　桃仁 10g　　　白蒺藜 15g　　香附 15g　　　陈皮 10g

21 剂，水煎服，日一剂。

2018 年 6 月 12 日二诊：胸闷、胸痛明显减轻，能行走 500 米，胸痛程度、持续时间均有改善，仍有气短、胸闷、口苦、咽干、急躁，大便微干，脉沉细而弦，舌体胖，舌质暗，苔垢腻而黄。

辨证：气虚痰阻血瘀，蕴而化燥。

治法：益气活血，化痰通络，清热解毒。

处方：生黄芪 40g　　瓜蒌 30g　　　薤白 20g　　　半夏 10g

　　　丹参 30g　　　川芎 20g　　　赤芍 20g　　　莪术 15g

　　　红花 10g　　　白蒺藜 15g　　藿香 15g　　　黄连 10g

28 剂，水煎服，日一剂。

2018 年 7 月 10 日三诊：用力或上楼时感咽部不适，胸闷、胸痛已不明显，气短乏力，舌体胖，苔厚而燥，脉沉弱。

辨证：气虚痰瘀互阻，蕴而化热。

治疗：益气活血，化痰通络，清热解毒。

处方：生黄芪 50g　　瓜蒌皮 30g　　半夏 10g　　　薤白 20g

　　　陈皮 10g　　　黄连 10g　　　丹参 30g　　　川芎 20g

　　　赤芍 20g　　　红花 10g　　　莪术 15g　　　白蒺藜 15g

28 剂，水煎服，日一剂。

后随访，患者无胸闷胸痛，活动耐量明显提升，可以一般速度行走 2

公里，坚持服药半年后气短、乏力等症状基本消失，停氯吡格雷，未再发作胸痛胸闷。

按：患者就诊时为不稳定性心绞痛，发作频繁，病情重，急则治其标，故以活血化痰为主，瓜蒌薤白半夏汤加冠心Ⅱ号方。因疼痛较重，故在丹参、川芎、赤芍活血基础上，加用破血逐瘀的莪术、桃仁以活血行气散结。因兼有口干、急躁、苔黄燥等热毒表现，故加黄连清热解毒。二诊时胸痛症状即有明显改善，表现出乏力、舌体胖等气虚之象，在治标同时需兼顾其气虚之本，故加入了较大剂量的黄芪。苔垢腻而黄，为痰浊化生湿热浊毒之象，故在瓜蒌薤白半夏汤基础上，加藿香以芳香化浊解毒。《名医别录》记载藿香主治"心痛""去恶气"。三诊时，患者胸痛症状已大减，气虚之象仍较明显，故逐渐加大黄芪用量，以补气生新，促进新生血管生成。

支架内再狭窄患者多表现为本虚标实之象，往往以心气（阳）虚损为主、痰瘀阻滞心脉为辅，益气活血化痰通络为基本治则。冠心病患者，无论是否行介入治疗，只要表现出口干、口苦、大便干结、小便黄赤、舌红、苔黄或燥等即为热毒表现，与炎症反应相关，如失治误治，极易发展为急性心肌梗死。史教授临证治疗时用清热解毒药来抑制炎症反应，如黄连、金银花、虎杖等，同时兼有便秘加大黄，便秘不明显可用熟大黄，取其活血解毒之功。

本案患者介入术后出现支架内再狭窄，故介入术后3年一直服用双联抗血小板药物，在强化降脂治疗后血脂达标，血糖基本达标，但冠脉狭窄程度仍有加重，不除外存在抗血小板药物低反应。现代医学处理此类情况的治疗方法为更换抗血小板药物，或2～3种抗血小板药物联合应用，但出血风险明显升高。这类患者往往因出现反复支架内再狭窄或冠状动脉狭窄程度进行性加重而反复行再灌注治疗，给患者带来巨大的经济压力和精神压力。中药成分复杂，单味中药即含有几十种甚至上百种有效成分，中药复方的成分更加复杂，故中药治疗冠心病可发挥抗血小板活化聚集、抗凝、抗炎、调节血脂、扩血管、促进新生血管生成、改善冠脉微循环等多环节多靶点作用，在治疗支架后再狭窄、顽固性心绞痛方面具有较明显优势。

病案 3：肖某，女，81 岁，2018 年 2 月 9 日初诊。

主诉：冠心病介入术后 10 个月，活动后气短 6 个月。

患者 2017 年 4 月因心绞痛行冠脉造影提示 LCX 近中段 90% 狭窄，放置支架 1 枚，术后规律服用阿司匹林、氯吡格雷、阿托伐他汀。近半年来反复出现胸闷、气短乏力，稍活动即有明显症状，休息几分钟缓解，口苦。既往有高血压病史 20 多年，现口服硝苯地平控释片 30mg/d，厄贝沙坦 150mg/d，血压控制欠佳。否认糖尿病史。查体：BP 162/86mmHg，HR 72/min，心律齐，各瓣膜听诊区未及病理性杂音。心电图大致正常。舌质暗，苔厚腻，舌下静脉曲张瘀暗，脉沉弦，寸口无力。

西医诊断：①冠状动脉粥样硬化性心脏病，稳定劳力性心绞痛，冠状动脉支架植入术后状态；②高血压 3 级（极高危）。

中医诊断：胸痹心痛；血脉瘀滞，气虚痰湿内蕴。

治法：益气活血，化痰清热。

处方：生黄芪 30g　　炒苍术 30g　　陈皮 10g　　黄连 10g
　　　三七粉 3g　　丹参 30g　　川芎 20g　　赤芍 20g
　　　法半夏 10g　　白蒺藜 15g　　葛根 30g

28 剂，水煎服，日一剂。

2018 年 3 月 9 日二诊：气短乏力改善，仍有间断胸闷，口苦、急躁。舌质暗，苔黄稍厚，脉沉弦，寸口无力。

辨证：气虚痰瘀互阻，蕴而化热。

治法：益气活血，化痰清热。

处方：生黄芪 30g　　党参 20g　　瓜蒌皮 20g　　薤白 20g
　　　半夏 10g　　黄连 10g　　丹参 30g　　川芎 20g
　　　赤芍 20g　　红花 10g　　白蒺藜 15g　　香附 15g

28 剂，水煎服，日一剂。

2018 年 4 月 6 日三诊：气短乏力症状明显减轻，无胸闷胸痛，血压 145/70mmHg。舌质暗，苔微腻，脉沉弦。

辨证：气虚痰瘀互阻。

治法：益气活血化痰。

处方：生黄芪 30g　　党参 20g　　瓜蒌皮 20g　　薤白 20g

半夏 10g　　　丹参 30g　　　川芎 20g　　　赤芍 20g

三七粉 3g　　　桑寄生 30g

按：血运重建治疗类似于中医"祛邪""祛瘀"法，虽能通其血脉，但祛邪的同时可能伤其正气。血脉恢复流通后的无复流、慢血流以及血管舒缩功能异常，属中医气虚不能行血范畴。临床观察显示，气虚血瘀是冠心病介入术后的基本病机，益气活血为治疗该类患者的常用方法。

《素问·阴阳应象大论》曰"年四十而阴气自半也"，本案患者本已存在正气不足，又经血运重建治疗，初诊时气短乏力明显，脉虽沉弦，但寸口无力，均为气虚之象，因同时存在痰浊瘀血互结化热，故益气扶正仅用黄芪，以防闭门留寇，用苍术、陈皮、法半夏与活血化瘀药配伍，健脾燥湿化痰，活血通络。患者舌苔厚腻，为痰浊内蕴的表现，故选健脾燥湿化痰之力较强的苍术，生苍术温燥辛散之力强，而麸炒后辛性减弱，气变芳香，燥湿化痰同时可健脾和胃。

二诊时痰瘀化热之象稍减，故党参、黄芪配伍加大补气力度。以瓜蒌薤白半夏汤合冠心Ⅱ号方化痰活血。三诊时虽气虚之象已明显减轻，但老年人正虚兼疾病耗伤，必伤及肾，故在补气同时加桑寄生补肾温阳。

病案 4：付某，男，58 岁，2017 年 12 月 20 日初诊。

主诉：胸闷胸痛反复发作 3 年，加重 1 个月。

患者 2014 年因急性下壁心肌梗死行介入治疗，于 RCA 放置支架 2 枚，术后规律服用阿司匹林、替格瑞洛、瑞舒伐他汀、依折麦布、奥美沙坦、美托洛尔、曲美他嗪等药物。术后 1 年复查冠脉 CT 见 LAD 中段轻度狭窄，无明显胸闷胸痛发作，停替格瑞洛，其余药物坚持服用。近 1 个月间断出现活动后胸闷胸痛，休息 5 ~ 10 分钟缓解，复查冠脉造影，显示原支架通畅，LAD 中段 80% 狭窄，余冠脉未见严重狭窄。血压、血脂达标。体力欠佳，气短乏力、活动后胸闷胸痛，口气臭秽，大便偏溏。高血压、血脂代谢异常 15 年，目前均已达标。查体：BP 130/70mmHg，HR 60/min，舌质暗，苔黄腻。脉沉细弱。

西医诊断：①冠状动脉粥样硬化性心脏病，不稳定性心绞痛，冠状动脉支架植入术后状态；②高血压；③血脂代谢异常。

中医诊断：胸痹心痛病；气虚血瘀，痰热内蕴。

治法：益气活血，化痰清热。

处方：生黄芪 30g　　党参 20g　　瓜蒌皮 30g　　薤白 20g

　　　　法半夏 10g　　炒白术 20g　　茯苓 20g　　丹参 30g

　　　　川芎 20g　　　赤芍 20g　　红花 10g　　黄连 10g

28 剂，水煎服，日一剂。

2018 年 1 月 16 日二诊：服上药后胸闷、活动后气短、乏力均有改善，活动耐量增加，偶有上楼或快走时胸闷，持续时间较前缩短，舌质暗，苔薄黄腻，脉沉细弱。

辨证：气虚血瘀。

治法：益气活血。

处方：生黄芪 60g　　党参 30g　　葛根 30g　　香附 15g

　　　　丹参 30g　　　川芎 20g　　赤芍 20g　　黄连 10g

　　　　莪术 15g　　　白蒺藜 15g

28 剂，水煎服，日一剂。

其后随访，患者胸闷气短明显减轻，3 个月内仅发作一次，且持续约 3 分钟，稍休息即好转。

按：患者初诊时本虚（气虚）标实（痰、热毒）之象均有，故给予补气活血、化痰清热为法。史教授治疗痰浊痹阻心脉之心绞痛常用瓜蒌薤白半夏汤以宽胸化痰，"脾为生痰之源"，故治疗痰证需加健脾燥湿、渗湿之白术、茯苓，对于既有痰湿又兼有脾胃气滞者，多用枳术丸以健脾行气化湿。因患者有口气臭秽、苔黄等热毒表现，故加黄连 10g 清热解毒，抑制不稳定心绞痛的急性炎症反应。治疗后胸闷症状改善。二诊时胸闷已不明显，痰热之象减轻，但活动后气短乏力，舌体胖，脉弱均为气虚表现，故加大补气力度，黄芪用到 60g，党参 30g，以补养心气、鼓动心脉。生黄芪甘温补气，性善走而不守，且黄芪还具有化腐生肌的作用，不仅能促进新生肌肉，还能促进血管的再生；党参甘温，上补肺气，中补脾气。佐以葛根升清，助清阳上升，使宗气得复，血脉得通，则通而不痛。患者舌质暗，为血瘀证表现，故益气药与活血药并用，活血通脉，以助血行，且活血药的应用有助于引益气药入血分。患者苔薄腻，方中未加芳香化湿或燥湿化痰之品，而以香附、葛根、川芎等药物条达气机，达到气行则痰消的目的。

病案 5：曹某，男，53 岁，2017 年 12 月 20 日初诊。

主诉：间断胸闷胸痛 4 年余，再发 2 个月。

患者 2013 年因急性前壁心肌梗死行介入治疗，于 LAD 放置支架 1 枚，术后规律服用冠心病二级预防药物。近 2 个月间断发作胸闷气短，活动后明显，休息 5～10 分钟缓解，口气臭秽，大便偏溏。复查冠脉造影，显示原支架通畅，RCA 中段弥漫性狭窄，最重处 80%。超声心动图：左心室增大。血压、血脂达标。高血压 13 年，平素口服降压药物，血压控制在 130～140/70～80mmHg，血脂代谢异常，服用瑞舒伐他汀、依折麦布血脂达标。查体：BP 130/75mmHg，HR 58 /min。心律齐，各瓣膜听诊区未及病理性杂音。超声心动图示左心室增大。舌质暗，苔垢腻，脉沉细弱。

西医诊断：①冠状动脉粥样硬化性心脏病，心绞痛，冠状动脉支架植入术后状态；②高血压（极高危）；③血脂代谢异常。

中医诊断：胸痹心痛病；气虚血瘀，痰热内蕴。

治法：益气活血，化痰清热。

处方：生黄芪 30g　党参 20g　瓜蒌皮 30g　薤白 20g
　　　法半夏 10g　炒白术 20g　黄连 10g　丹参 30g
　　　川芎 20g　赤芍 20g　红花 10g　茯苓 20g
　　　首乌藤 30g

28 剂，水煎服，日一剂。

2018 年 2 月 20 日二诊：服上药后胸闷改善，但活动后仍有气短、乏力，血压、心率达标。饮食、睡眠及二便无异常。舌体胖，舌质暗，苔薄腻，脉沉弦，寸口脉弱。

辨证：气虚血瘀。

治法：益气活血。

处方：生黄芪 90g　党参 30g　葛根 30g　香附 15g
　　　淫羊藿 10g　巴戟天 15g　丹参 30g　川芎 20g
　　　赤芍 20g　红花 10g　莪术 15g　白蒺藜 15g

28 剂，水煎服，日一剂。

1 个月后患者三诊，已无明显胸闷气短，可正常活动。

按：患者 4 年前患急性心肌梗死，大病耗气，心气虚则不能推动血液循行，日久致瘀，气虚不能运化津液，聚湿生痰，痰瘀互结，蕴而化热。活动后气短、脉沉细而弱主气虚，舌质暗主瘀，苔垢腻、口气臭秽为痰热内蕴之象。初诊时胸痛发作较频繁，发作期以痰浊瘀血痹阻心脉、热毒血瘀证更加突出，当急则治其标，以宣痹通阳，化痰活血，清热解毒为法，治疗后胸闷症状改善。二诊时胸闷已不明显，痰热之象已不显。但活动后气短乏力，舌体胖，脉弱均为气虚表现，故加大补气力度，黄芪用到90g，党参30g，以补养心气、鼓动心脉。"久病及肾"，故方中加用淫羊藿、巴戟天补先天之气，参、芪补后天之气。肾阳为元阳，对心阳有资助作用，患者舌质暗，为血瘀证表现，故益气药与活血药并用，活血通脉，以助血行，且活血药的应用有助于引益气药入血分。白蒺藜有活血破血作用，如《本草经解》"白蒺藜，主恶血，破癥结积聚"。

本案患者为中年男性，与病案3、4同样存在气虚表现，为何该患者补气药用量明显大于前两者，且用仙茅、淫羊藿补肾中元阳？该患者超声心动图提示左心室扩大，此为心肌梗死后心室重构的结果，是心功能减退的形态学基础，临床观察，部分患者会逐渐出现心功能不全的表现，大剂量补气温阳药有增强心肌收缩力的作用。

病案6：徐某，男，75岁，2019年12月3日初诊。

主诉：胸部闷痛间断发作3个月。

患者3个月前因活动后胸部闷痛于当地医院住院，冠脉造影结果：左主干（LM）狭窄50%，LAD近中段弥漫狭窄，最重处90%，LCX中段80%狭窄，RCA中段闭塞。诊断冠状动脉粥样硬化性心脏病；左主干加三支病变；不稳定性心绞痛；糖尿病；糖尿病肾病；高脂血症；慢性阻塞性肺疾病。建议患者行冠状动脉旁路移植术，患者拒绝手术。现规律服用阿司匹林、氯吡格雷、瑞舒伐他汀、单硝酸异山梨酯、美托洛尔缓释片等。现症：疲乏、气短，行走约300米即感胸闷胸痛，休息5～10分钟缓解，稍活动后汗出较多，情绪低落。舌暗红胖大，苔黄厚腻，脉沉细。

西医诊断：①冠心病心绞痛；②糖尿病，糖尿病肾病；③高脂血症；④慢性阻塞性肺疾病。

中医诊断：胸痹心痛；气虚血瘀痰阻，蕴而化热。

治法：益气活血，化痰清热。

处方：生黄芪 30g　　红景天 30g　　生白术 20g　　丹参 30g

　　　　川芎 20g　　　赤芍 20g　　　红花 10g　　　当归 20g

　　　　莪术 20g　　　虎杖 15g　　　陈皮 10g　　　三七粉 3g

28 剂，水煎服，日一剂。

2020 年 1 月 7 日二诊：心绞痛明显减轻，气短好转，大便干。舌暗红胖大，苔腻微黄，脉沉细。

处方：生黄芪 30g　　党参 30g　　　全瓜蒌 30g　　薤白 20g

　　　　半夏 10g　　　生大黄 8g　　丹参 30g　　　川芎 20g

　　　　红景天 20g　　莪术 20g　　　桃仁 10g　　　陈皮 10g

28 剂，水煎服，日一剂。

服药后患者胸闷胸痛发作次数明显减少，可以一般速度行走 1～2 公里。

按： 老年冠心病心绞痛患者辨证多从"虚""瘀""痰"入手，本案患者的正虚主要为气虚，初诊时痰热证较明显，故仅用黄芪补气，未用参类药物，以免助热。治疗冠心病痰瘀互结，蕴而化热者，史教授善用清热解毒药，如黄连、大黄、金银花、虎杖等抑制炎症反应，稳定斑块。二诊时热象已明显减轻，故加党参、红景天以加大补气作用，益气以助活血。史教授认为红景天补气活血，又有祛湿、改善患者情绪等作用。

本案患者为左主干加严重三支病变，反复发作心绞痛，对于此类顽固性心绞痛，治疗需注意以下几方面：①重用活血化瘀药，如川芎、当归、赤芍、丹参、红花等，可酌加破血散瘀药，如莪术、三棱、水蛭、全蝎、地龙等。但大剂量活血破血药与双链抗血小板药物联合应用，需注意观察有无皮肤黏膜出血或黑便等。②益气扶正。顽固性心绞痛患者往往表现为劳力性心绞痛，遇劳则发作胸痛为气虚表现，部分患者可能有遇寒发作的特点，为胸阳不振表现，需益气温阳，扶助正气。③调畅气机。患者舌质暗红、舌苔黄厚腻，为痰瘀互结之象，可用瓜蒌薤白剂配伍活血破血药。气行则血行，气行则痰消，可加陈皮、枳壳等调畅气机。④适当配伍温通之品。血得温则行，遇寒则凝，即使患者表现为痰瘀化热，用药亦不能过于苦寒，可适当配伍薤白、姜黄、桂枝等温通之品，有利于痰浊、瘀血消散。

三、心力衰竭

病案 1：于某，男，28 岁，2017 年 8 月 18 日初诊。

主诉：活动后胸闷气短伴双下肢水肿 4 个月。

2017 年 4 月，患者因活动后气短、喘憋伴双下肢水肿在外院查超声心动图：左室（LV）62mm，射血分数（EF）25%。肌酐 131mg/dL，诊断扩张性心肌病，心功能Ⅲ级。一直规律服托拉塞米 10～20mg/d，螺内酯 20mg/d，福辛普利 20mg/d，倍他乐克 6.25mg/d。症状稍有改善，但气短、乏力明显，上二层楼即需要休息，双下肢轻度可凹性水肿。舌质暗，苔腻，脉沉细弱。查体：BP 140/80mmHg，HR 68/min，心音低顿，心律齐，各瓣膜听诊区未及病理性杂音，双下肢轻度可凹性水肿。

西医诊断：①扩张型心肌病，心功能Ⅲ级；②高血压 2 级（极高危）。

中医诊断：心衰病；气虚血瘀水停证。

治法：补益心气，活血利水。

处方：
生黄芪 40g	西洋参 8g	白术 25g	茯苓 30g
丹参 30g	川芎 20g	益母草 30g	车前子 20g
赤小豆 30g	椒目 15g	陈皮 10g	萆薢 30g

28 剂，水煎服，日一剂。

2017 年 10 月 10 日二诊：症状明显改善，尿酸 627μmol/L，脉沉细弱，舌质暗，苔薄白。

辨证：气虚血瘀水停。

处方：
生黄芪 80g	西洋参 10g	丹参 30g	川芎 20g
赤芍 25g	益母草 30g	车前子 30g	赤小豆 30g
茯苓 20g	椒目 15g	萆薢 30g	生薏苡仁 20g
川牛膝 20g			

28 剂，水煎服，日一剂。

2018 年 1 月 19 日三诊：二诊方服完后，因异地就诊不便，患者以二诊方继服 28 剂。现已无活动后胸闷气短、喘息等症状，血压有波动，偶有 150/90mmHg，尿酸 480μmol/L，肌酐 66mg/dL，脉沉弱，舌质暗，苔稍腻。

处方：

生黄芪 120g	西洋参 10g	丹参 30g	川芎 20g
赤芍 20g	益母草 30g	车前子 30g	赤小豆 30g
茯苓 20g	椒目 15g	玉米须 10g	陈皮 10g
萆薢 30g	槐米 20g		

28 剂，水煎服，日一剂。

2018 年 3 月 23 日四诊：患者已无活动后胸闷气短、喘息等症状，可以正常工作生活。复查超声心动图：LV 53.5mm，EF 64%。现服用福辛普利 20mg，每日 1 次；倍他乐克 12.5mg，每日两次；托拉塞米 5mg，隔日 1 次；安体舒通 20mg，每日 1 次。脉沉弱，舌质暗，苔稍腻。

处方：三诊方继服 28 剂。

按： 患者活动后气短喘息、乏力，气虚之象明显，无阳虚表现，故用了较大剂量的生黄芪，因患者同时有湿热表现，故未用党参或人参，改用西洋参。虽无明显水肿，但患者心功能差，活动后气喘为肺淤血表现，是水瘀互结之象，故用丹参、益母草、川芎活血，车前子、赤小豆、椒目、萆薢、白术、茯苓利水，因心肺气虚逐渐发展会伤及脾胃，故加白术、茯苓、陈皮健脾。二诊时，活动后气短喘息、乏力等症状已明显改善，但却加大了生黄芪和西洋参的剂量，是因大剂量补气药可改善心功能。药理研究显示，大剂量黄芪可增强心肌收缩力、减轻心脏负荷、降低神经内分泌因子的分泌、减慢心率。患者尿酸高，加川牛膝、薏苡仁、萆薢降尿酸。后几次随诊中，继续加大生黄芪的剂量，血压波动，加槐米清肝凉血。治疗后患者虽无喘憋、气短、水肿的症状，但心衰的基本病机是心气虚、心阳虚为本，以血瘀、水饮为标，所以在后续的治疗中始终加活血利尿的中药。患者经半年多中西医结合治疗，获得良效，超声心动图指标已恢复正常，且无活动耐量下降，已恢复正常工作生活。

病案 2：程某，男，73 岁，2018 年 11 月 23 日初诊。

主诉：间断胸闷胸痛 1 年余，再发加重 2 个月。

患者 2017 年因突发胸痛诊断急性心肌梗死，并先后置入 6 枚支架（LAD 置入 2 枚，RCA 置入 4 枚），术后规律服药。近 2 个月仍有活动后憋气、胸痛。1 个月前复查冠脉造影，提示支架内血栓形成，予球囊扩张术后症状仅轻微改善。超声心动图提示 EF 下降，诊断心功能不全。现患者反复出现活动后胸闷、憋气，乏力，口干，口苦，下肢水肿。既往于 2016年因心动过缓行起搏器植入术，有糖尿病、高血压病史 20 余年，现血糖控制尚可，血压未达标。诊断慢性肾功能不全，肌酐 166.2mg/mL。查体：BP 150/80mmHg，HR 66/min，心律齐，各瓣膜听诊区未及病理性杂音。舌质暗，苔燥，脉沉细弦。

西医诊断：①慢性心力衰竭，心功能Ⅲ级；②冠状动脉粥样硬化性心脏病，稳定劳力性心绞痛，陈旧性心肌梗死，冠状动脉支架植入术后状态；③永久起搏器置入术后状态；④高血压；⑤糖尿病；⑥慢性肾功能不全。

中医诊断：心衰病；气虚血瘀水停，蕴而化热。

治法：益气活血利水，佐以清热。

处方：生黄芪 30g　　西洋参 10g　　葛根 30g　　黄连 10g

　　　杏仁 10g　　　丹参 20g　　　川芎 20g　　赤芍 20g

　　　三七粉 3g　　　益母草 30g　　车前子 30g　玉米须 10g

　　　茯苓 20g　　　陈皮 10g

35 剂，水煎服，浓煎 100mL，日一剂。

注意事项：预防感冒，控制液体入量，避免劳累、情绪激动，保持大便通畅。

2019 年 1 月 11 日二诊：服上药后胸闷气短、喘憋症状好转，下肢水肿消失，肌酐 117mmol/L，舌质暗，苔垢腻，脉沉弦。

辨证：气虚痰瘀互阻，蕴而化热。

治法：益气活血、化痰泄浊，佐以清热。

处方：生黄芪 30g　　西洋参 10g　　葛根 30g　　黄芩 10g

　　　黄连 10g　　　杏仁 10g　　　丹参 20g　　川芎 20g

　　　赤芍 20g　　　三七粉 3g　　　车前子 30g　玉米须 10g

　　　茯苓 20g　　　陈皮 10g

28 剂，水煎服，浓煎 100mL，日一剂。

1 个月后复诊，患者一般活动量已无胸闷喘憋，无水肿。

按：患者急性心肌梗死后置入多枚支架，大病伤气，心气虚，运血无力，日久致瘀，气虚不能化气行水，水湿内停，且血不利则为水，瘀血内阻日久亦可导致瘀水互结，继而化热。活动后胸闷、憋气，乏力属气虚，舌质暗、脉弦主瘀，下肢水肿为水湿内停之象，苔燥主热，四诊合参，辨证为气虚血瘀水停，蕴而化热。

心衰患者下肢水肿为体循环淤血表现，活动后气喘为肺淤血表现，心衰病水瘀互结的核心病机为心气虚，推动血行无力，不能布化津液，故治疗当以补气为基础，其次重视活血引血下行，在此基础上，选用渗湿利水、泻肺利水等药。该患者活动后胸闷憋气，乏力，气虚之象明显，故用了较大剂量的生黄芪、西洋参，丹参、益母草、川芎活血，车前子、玉米须、茯苓利水以治水湿、瘀血。因心肺气虚逐渐发展会伤及脾胃，故治疗心力衰竭时，即使无明显消化道症状，史教授也常加茯苓、陈皮、白术等健脾运脾之品。二诊时，活动后气短喘息、乏力等症状已明显改善，下肢水肿消失，见垢腻苔，为痰浊水湿蕴结日久化生浊毒之象，故以葛根芩连汤清化湿热毒邪。该方在《伤寒论》中用来治疗太阳病表邪未尽，误用下法，致邪热入里，协热下利，并喘而汗出之证。后世在仲景原方用法基础上有所创新，如陆九芝认为："惟宗仲景葛根芩连一法，出入增减，此治痧疹之要道焉。""此温病辛凉之轻剂为阳明主方，不专为下痢设也，尤重在芩连之苦，不独可升可降，且合苦以坚之之义，坚毛窍可以止汗，坚肠胃可以止利，所以上方又有下利不止之治。"方中所用药物均为清轻之品，且用法强调"香气大出，即取服，勿过煎"。本方虽能解表清里，但从药物配伍来看，以清里热为主，故只要表现为湿热或实热者，不论有无表证，皆可用之。

心衰水肿的治疗，因其根源在于"血不利则为水"，故治疗中常用益母草、川牛膝、泽兰等活血利水药，另外需根据辨证，配伍淡渗利水、通阳利水、泻肺利水、养阴利水等不同治法，对于严重水肿存在利尿剂抵抗者，尚可配伍峻下逐水药，如黑白丑、甘遂、芫花等，常可提高利尿效果。但峻下药攻伐力强，易伤正气，临床应用当中病即止，不可久服，且使用时需配伍补益药以保护正气。

病案 3：郭某，女，77 岁，2017 年 12 月 22 日初诊。

主诉：活动后胸闷、喘憋 1 年，加重 2 个月。

患者 1 年前活动时出现胸闷、憋气，休息后即缓解，未治疗。后症状逐渐加重，稍活动即出现喘憋，查超声心动图提示肺动脉高压（43mmHg），左室舒末径 62mm，EF 45%。肌酐 137mmol/L，诊断：慢性心功能不全，肺动脉高压，慢性肾功能不全。服西药治疗症状缓解不明显。现症：活动后胸闷、喘憋，乏力气短，下肢沉重，行走无力，大便偏干，下肢轻度水肿。否认高血压、糖尿病、冠心病、慢性肺病等病史。查体：BP 120/62mmHg，HR 72/min。舌质暗，苔薄白而滑，脉沉细弱。

西医诊断：①慢性心功能不全，肺动脉高压；②慢性肾功能不全。

中医诊断：心衰病；气虚血瘀水停。

治法：益气活血利水。

处方：生黄芪 40g　党参 20g　生白术 20g　肉苁蓉 20g

　　　丹参 30g　　川芎 20g　益母草 30g　车前子 30g

　　　赤小豆 30g　茯苓 20g　杏仁 10g　　桑寄生 20g

　　　当归 20g　　陈皮 10g　川牛膝 20g

28 剂，水煎服，日一剂。

2018 年 1 月 26 日二诊：活动后喘憋、气短等症状好转，下肢水肿减轻，仍有气短，大便稍干，无咳嗽咳痰。舌暗，苔燥，脉沉弱。

辨证：气虚血瘀水停，化燥伤阴。

治疗：益气活血利水。

处方：生黄芪 60g　党参 30g　生白术 20g　葛根 30g

　　　丹参 30g　　川芎 20g　益母草 30g　当归 30g

　　　槐米 20g　　萆薢 20g　车前子 30g　陈皮 10g

28 剂，水煎服，日一剂。

其后随诊，患者因来京看病不便，继服二诊方 3 个月，喘憋基本无发作，无水肿，仅见长时间行走后气短，复查超声心动图：EF 51%，肺动脉压 31mmHg。

按：本案患者老年女性，正气渐虚，气虚运血无力，日久致瘀，气虚不能化气行水，水湿内停，瘀血、水饮壅阻肺道，肺气升降失常，故而喘憋。活动后气短喘憋，乏力，脉沉细弱皆为气虚之象。双下肢可凹性水肿，为水湿内停表现，舌质暗为血瘀之象，故辨证为气虚血瘀水停证。气虚日久易致肾虚，予较大剂量黄芪、党参补心气，桑寄生、肉苁蓉补肾固本，配伍川芎、丹参、当归、川牛膝、益母草、茯苓、车前子、赤小豆等活血化瘀为主，利水为辅。患者存在喘憋，为肺气不降，加杏仁降肺气。

初诊时患者即有喘憋症状，为何不选用葶苈大枣泻肺汤？史教授认为：葶苈大枣泻肺汤为治疗肺气及水饮壅郁、喘息不得卧的权宜之计，有伤正之弊，心衰喘憋明显不能平卧者，仅可短时间应用，症状减轻后即应停用，而且必须与扶正之品同用。该患者就诊时虽有喘憋，但属劳力性呼吸困难，即肺中水饮壅塞之象较轻，通过大剂量益气及活血利水药即可缓解，故未用葶苈大枣泻肺汤。

病案 4：王某，男，48 岁，2019 年 12 月 20 日初诊。

主诉：气短 10 年，活动后喘憋 2 年。

患者气短 10 年，活动时明显，无胸痛及喘憋，未治疗。患者 2 年前劳累后气短加重，并逐渐出现轻度活动或休息时也有气短、喘憋，夜间阵发性呼吸困难。现症：常感乏力，双下肢水肿，纳呆。舌暗红胖大，苔薄白，脉沉细弱。超声心动提示全心扩大，左室舒末径 66mm，EF 39%。诊断：扩张型心肌病；心功能Ⅲ级。

西医诊断：扩张型心肌病，慢性心力衰竭，心功能Ⅲ级。

中医诊断：心衰病；气虚血瘀水停。

治法：益气活血利水。

处方：生黄芪 40g　　党参 20g　　　丹参 30g　　　川芎 20g

　　　赤芍 20g　　　当归 20g　　　三七粉 3g　　　黄连 10g

　　　葛根 30g　　　莪术 15g　　　玉米须 10g　　车前子 30g

28 剂，日一剂，水煎 100mL，分 2 次口服。

2020 年 1 月 17 日二诊：患者气短减轻，动态心电图见频发房性早搏。上方减莪术，加甘松 15g，黄芪用到 60g。28 剂，水煎服，日一剂。

随访：患者以上方加减，坚持服药近 2 年，现已无症状，能正常工作生活。超声心动图提示全心扩大，左室舒末径 58mm，EF 52%。

按：心功能不全大多以心气虚、心阳虚为本，本案患者即是如此，因无明显阳虚表现，故予较大剂量的黄芪合西洋参补心气以治本。现代药理研究显示，黄芪对应用 ACEI、β 受体阻滞剂时出现的血压降低、心率减慢，表现为乏力、气短者可以提升血压。同时黄芪又可以逆转心室重构，应用

史大卓治疗心血管病经验撷英

大剂量黄芪可以取得良好疗效。本案患者在治疗过程中，黄芪用量最大时用至100g。

气虚既不能推动血液运行，也不能蒸腾输布水液，形成瘀水互结之证。大多数患者采用中西医结合治疗，随着利尿剂的应用，很多患者的水肿症状较轻。但因心衰的基本病机为气虚血瘀水停，虽不见肿，仍要适当加利水药。但长期应用，注意可加一些敛阴之品，如五味子、麦冬、白芍、山茱萸等，以防久用伤人阴液。阴液不虚，阳气方能内守不外散，以助血脉运行，且养阴可防止温阳化气药物辛温伤阴散气。

病案5：赵某，男，58岁，2019年2月19日初诊。

主诉：发作性憋喘1年余，加重1周。

患者2017年10月8日急性心梗后心衰，出现发作性憋喘。2017年11月21日行冠状动脉旁路移植术。术后3个月开始，患者常于夜间、饱食后、憋尿时、活动时发作憋喘，近1周上述症状加重，伴乏力、气短，双下肢浮肿，纳可，大便略干，两日1行，小便调。服用西药如下：呋塞米20mg/d、螺内酯20mg/d、阿司匹林肠溶片100mg/d、替格瑞洛90mg/d、倍他乐克25mg/d、单硝酸异山梨酯缓释片50mg/d、阿托伐他汀钙片20mg/d。查体：BP 116/78mmHg，HR 69/min，双下肢轻度可凹性水肿。辅助检查：氨基末端脑利钠肽前体（NT-proBNP）1141pg/mL。心脏彩超示：左心房增大；主动脉钙化；二尖瓣反流（中度）；三尖瓣反流（轻度），EF 58%。既往有高血压病16年，近5年开始规律服用降压药，血压控制在120～130/70～80mmHg。查体：BP 128/70mmHg，HR 68/min，心律齐，各瓣膜听诊区未及病理性杂音。舌体胖大，舌质暗红，舌下静脉迂曲怒张，舌苔稍腻，脉沉细弱。

西医诊断：①慢性心功能不全急性加重，心功能Ⅲ级；②冠心病，陈旧性心肌梗死，冠状动脉旁路移植术后；③高血压3级（极高危）。

中医诊断：心衰病；气虚血瘀水停证。

治法：益气活血利水。

处方：
生黄芪40g	党参30g	丹参20g	川芎20g
益母草30g	赤芍20g	茯苓20g	玉米须10g
赤小豆30g	车前子30g^{（包煎）}	陈皮10g	

21剂，水煎100mL，日一剂，分两次服用。

2019年3月12日二诊：憋喘消失，气短乏力明显好转，双下肢水肿消失，舌暗红苔薄白、脉沉弱。NT-proBNP 84pg/mL。

处方：生黄芪60g　　党参30g　　丹参30g　　川芎20g
　　　益母草20g　　赤芍20g　　炒白术15g　玉米须10g
　　　车前子30g^{（包煎）} 陈皮10g

28剂。后患者将该方炼蜜为丸，调治并随访半年，已停呋塞米，无水肿，未再出现憋喘，活动耐量明显提高，生活质量改善。

按：本案患者为射血分数保留的心力衰竭，针对该类型的心力衰竭现代医学缺乏有效的治疗手段，一般以改善症状为主，预后与射血分数降低心力衰竭相仿，属心血管领域治疗的难点。

本案患者急性心肌梗死后出现心力衰竭，且又曾行开胸手术，心气大伤，气虚、血瘀、水饮合而为病，以致憋喘、水肿。治疗宜益气活血利水。方中生黄芪、党参用量较大，以益气通脉；丹参、川芎、益母草、赤芍活血化瘀；玉米须、赤小豆、茯苓、车前子淡渗利水消肿；陈皮行气，使得全方静中有动，补气而不壅滞，同时斡旋中焦气机，调畅肠腑。心力衰竭的患者，尤其是右心衰者，往往存在腹胀、食欲差等脾胃气虚或胃腑气滞的表现，或即使发病之初无脾胃气虚表现，但心脾为母子之脏，在疾病发展过程中也容易出现脾虚的症状，故史教授治疗心力衰竭，常加益气健脾或调畅中焦气机之品。

二诊时加大丹参用量，加大活血养心之力，能改善心肌重构及心肌代谢，扩血管减轻心脏负荷。因已无水肿，酌减利水药。在心力衰竭的病程中，心气虚，心血瘀阻，水湿内停贯穿于疾病始终，所以，在其后的治疗中虽然已无明显水肿，但仍要加利水之品。长期利尿，应选用利尿而不伤阴的车前子、赤小豆、茯苓、玉米须等。

病案6：田某，女，68岁，2019年12月6日初诊。

主诉：活动后胸闷心慌、喘憋2年余，加重1个月。

2017年2月患者因"心前区剧烈疼痛"在外院诊断为：①急性广泛前壁心肌梗死；②心力衰竭，心功能Ⅲ级。行择期经皮冠状动脉介入治疗（PCI）治疗，并规律服用替格瑞洛、阿托伐他汀、伊伐布雷定、沙库巴曲缬沙坦、安体舒通、托拉塞米、布美他尼、氯化钾等，患者日常活动仍感气促、乏力、心悸等。1个月前受凉后胸闷心慌、气喘等加重，头晕、气短乏力，平路缓慢行走约100米即有喘憋，夜间需高枕卧位，有夜间阵发呼吸困难，腹胀，纳眠欠佳，二便调。舌质暗而润，少苔，脉沉细无力。

查体：BP 80/48mmHg，HR 55/min，双下肺可闻及较多湿啰音，双下肢中度可凹性水肿。辅助检查：心脏彩超显示：EF 25%，左房内径42mm，左室舒张末期内径68mm。

西医诊断：①慢性心力衰竭急性加重；②冠状动脉粥样硬化性心脏病，陈旧性广泛前壁心肌梗死PCI术后。

中医诊断：心衰病；气阴两虚，血瘀水停证。

治法：益气养阴，活血利水。

处方：生黄芪60g　西洋参10g　麦冬20g　五味子10g

丹参30g　川芎20g　益母草30g　泽兰20g

茯苓20g　车前子30g　玉米须10g　赤小豆30g

14剂，水煎，日一剂，分两次服用。

2019年12月20日二诊：乏力、活动后胸闷气促等症状较前稍有改善，双下肢水肿减轻，头晕好转，纳、眠均可，二便调。舌淡暗而润，少苔，脉沉细弱。BP 88/56mmHg，HR 56/min，双下肢轻度可凹性水肿。

处方：生黄芪90g　西洋参10g　麦冬20g　五味子10g

丹参30g　川芎20g　益母草30g　泽兰20g

茯苓20g　车前子30g　玉米须10g　赤小豆30g

陈皮10g　椒目15g

14剂，水煎，日一剂，分两次服用。

2020年1月17日三诊：乏力、活动后胸闷、心悸等症状较前明显改善，日常活动仅轻度受限，双下肢无水肿。舌质暗，苔薄腻，脉沉细。BP 92/58mmHg，HR 55/min。

处方：生黄芪90g　西洋参10g　丹参30g　川芎20g

益母草30g　泽兰20g　茯苓20g　车前子30g

玉米须10g　赤小豆30g　陈皮10g　黄连10g

28剂，水煎，日一剂，分两次服用。

后因来京就诊不便，患者以三诊处方继服用 3 个月，利尿剂已减量，仅用布美他尼 1mg/d。后于 2020 年 5 月 20 日复查心脏彩超示：EF 46%，左房内径 40mm，左室舒张末期内径 62mm。BP 95 ～ 100/55 ～ 60mmHg。

按：本案患者为全心衰竭，存在低血压状态，活动耐量极低，体循环淤血，虽然经西药规范抗心衰治疗，但症状改善不理想，且因长期应用利尿剂，存在利尿剂抵抗。初诊前患者服用托拉塞米 20mg，一天两次，布美他尼 2mg/d，建议其住院，但患者拒绝。初诊时主要表现为活动后胸闷心慌、喘息、夜间阵发呼吸困难，无畏寒、肢冷等阳虚表现，舌质暗而润，少苔，脉沉细弱，均为气阴两虚兼有血瘀之象，故用黄芪生脉散之意，以较大剂量的生黄芪补心气、补宗气，且可升提清阳之气，以生脉散益气养阴、收敛心气，可增强心肌收缩力，改善低血压状态。患者为全心衰，既有活动后喘息的肺淤血表现，又有双下肢水肿的体循环淤血表现，为水瘀互结之象，故用丹参、益母草、川芎、泽兰活血化瘀，茯苓、车前子、玉米须、赤小豆淡渗利水，又可减轻利尿剂抵抗。二诊时，患者活动后胸闷心慌、气短等气虚症状缓解不理想，遂加大生黄芪的用量至 90g，补心肺之气以促血行并助水湿排出，佐以陈皮理气健脾，使补而不滞，加椒目治水气犯肺引起的喘闷。《赤水玄珠》对椒目的描述有"治水泛于肺，肺得水而浮，故喘不得卧"。三诊时，患者胸闷心慌、气短等症状明显改善，水肿消退，因食欲改善，进食较多肉类而出现舌苔薄腻，此为瘀水互结，蕴而化热之象，故去椒目、麦冬、五味子，加黄连清解郁热。全方共奏益气、活血、清热、利水之功。三诊时，患者虽无水肿，但心衰的基本病机仍是气虚瘀血、水饮，故在后续的治疗中继续运用益气活血利水方药以巩固疗效。

本案患者气虚证明显，而阳虚之象不明显，故未用苓桂术甘汤或真武汤，而予黄芪生脉散合活血利水药。真武汤、苓桂术甘汤为阳虚水泛、水气凌心、咳喘上逆、胸中窒闷的治标之法，长期治疗还应当以补气活血利水为法，标本兼治。

病案 7：宋某，男，62 岁，2017 年 10 月 13 日初诊。

主诉：心悸、水肿反复发作 5 年余，加重半个月。

患者 20 多年前体检时诊断为"风湿性心脏病"，因无明显症状，未进行系统治疗。10 年前因反复心慌，诊断为心房颤动，开始服用华法林治疗。

近 5 年反复出现心慌、双下肢水肿，诊断为"风湿性心脏瓣膜病；二尖瓣狭窄伴关闭不全；主动脉瓣关闭不全；三尖瓣关闭不全；心房颤动；心功能不全"，多次住院治疗，平时服用华法林、利尿剂治疗。半个月前受凉后症状加重，双下肢自大腿以下重度水肿，按之凹陷如泥，心悸，气短，动则喘促，头晕乏力，自汗，四肢不温，小便短少，舌淡紫，无苔，脉细而促。住院期间请史教授会诊。查体：精神萎靡，面色晦暗，颈静脉怒张，BP 88/52mmHg，HR 106/min，双肺呼吸音粗，双中下肺均可闻及湿啰音，心律绝对不齐，第一心音强弱不等，腹部膨隆，双下肢重度可凹性水肿。

西医诊断：①慢性心功能不全急性加重，心功能Ⅳ级；②风湿性心脏瓣膜病，二尖瓣狭窄伴关闭不全，主动脉瓣关闭不全，三尖瓣关闭不全，心房颤动。

中医诊断：心水病；阴阳两虚，瘀水互结。

治法：益气温阳，活血利水。

处方：黄芪生脉散合防己茯苓汤加味。

红参 10g	麦冬 20g	五味子 10g	生黄芪 40g
防己 10g	桂枝 10g	附子 10g	白术 20g
茯苓 20g	泽兰 20g	益母草 20g	丹参 30g

5 剂，浓煎 100mL，日一剂。

2017 年 10 月 18 日二诊：主管医生诉利尿剂未加量情况下，患者尿量明显增加，水肿消退明显。患者心悸、气短明显减轻，可床边活动，四肢凉已基本消失，舌淡暗，少苔，脉沉细。查体仅踝部轻度可凹性水肿。

处方：人参 10g	麦冬 15g	五味子 10g	生黄芪 90g
防己 10g	桂枝 10g	白术 20g	茯苓 20g
泽兰 20g	丹参 30	益母草 20g	巴戟天 15g

5 剂，浓煎 100mL，日一剂。

其后患者水肿全部消退，心悸、气短、头晕、乏力等均明显减轻，可楼道内行走 50 米，病情稳定出院。

按：初诊时患者为阴阳两虚，心肾阳虚，故心悸、气短、小便不利、四肢不温。阴阳互根互用，阳气虚衰日久，则阳损及阴，出现阴阳两虚，故见无苔之象。阳气虚衰，不能鼓动与充盈血脉，故见脉细而促。故以黄芪生脉散益气养阴，防己茯苓汤加附子益气利水而通阳气，加丹参、益母草活血利水。虽患者重度水肿，但组方中并未用大量利水药，反而以益气养阴、温阳通阳为主。因患者水肿的原因为阳气虚衰，不能蒸腾气化津液下输膀胱，故益气温阳为治本之法，患者服药后小便量确实明显增加。防己茯苓汤中君药为茯苓，健脾渗湿利水，其利水是通过健运脾肺功能而实现的；防己利水消肿，黄芪补气固表利水，桂枝温经通脉，助阳化气，麦冬、五味子养阴生津，与桂枝相合，酸甘化阴，防益气温阳药伤阴，又可收敛心气。全方药性平和，共奏益气健脾、温阳利水之功。该患者阳气虚明显，且伴有低血压状态，故加附子温阳散寒。

服药后患者阳气通，小便利，阴寒去，诸症缓解。二诊时去附子，加巴戟天温补肾阳以助心阳，温阳而无辛燥耗气伤阴之弊，适合较长时间服用。

四、缓慢性心律失常

病案 1：岳某，男，54 岁，2018 年 11 月 23 日初诊。

主诉：阵发心悸胸闷 4 年余，加重 1 个月。

患者 4 年前无明显诱因出现心悸、胸闷，持续半小时以上，在当地查心电图示 I 度房室传导阻滞。未治疗，1 个月前症状加重。Holter 示 II 度及 III 度房室传导阻滞。超声心动图示：心内结构、收缩舒张功能大致正常。甲状腺功能、血常规均正常。间断出现心慌、胸闷、头晕，无黑矇及晕厥，平素腹胀，纳眠及二便均无异常。既往有高血压病史 20 多年，服用氨氯地平 5mg/d，血压可控制在 140/90mmHg 以下。无家族遗传病史。查体：BP 130/90mmHg，HR 56 /min，心律齐。舌质暗红，苔薄白腻，脉缓而稍弦。

西医诊断：①心律失常，II 度 II 型房室传导阻滞，III 度房室传导阻滞；②高血压病。

中医诊断：心悸；气滞血瘀痰阻。

治法：理气活血化痰。

处方：枳实 20g　　生白术 20g　　香附 15g　　　丹参 30g

　　　川芎 20g　　红花 10g　　　法半夏 10g　　赤芍 15g

陈皮 10g　　白蒺藜 15g

28 剂，水煎服，日一剂。

2019 年 1 月 11 日二诊：患者心悸、胸闷均有改善，但冷天易发作，上腹胀已明显减轻，无气短乏力。复查 Holter 示：Ⅱ度Ⅰ型及Ⅱ度Ⅱ型房室传导阻滞，未见Ⅲ度房室传导阻滞，最长 R-R 间期 1.89s。舌质暗红，苔薄白腻，脉沉细弦。

辨证：气滞血瘀痰阻，心阳不振。

治法：理气活血化痰，温振心阳。

处方：枳实 30g　　生白术 20g　　法半夏 10g　　香附 15g

丹参 30g　　红花 10g　　赤芍 20g　　川芎 20g

鸡血藤 15g　　桂枝 10g　　香附 15g

28 剂，水煎服，日一剂。

2019 年 3 月 22 日三诊：患者心悸、胸闷明显改善，无头晕、黑矇等，已无上腹胀满，舌质暗，苔腻，脉沉细弦。

辨证：气滞血瘀痰阻，心阳不振。

治法：理气活血化痰，温振心阳。

处方：当归 20g　　丹参 30g　　川芎 20g　　赤芍 20g

红花 10g　　桂枝 15g　　巴戟天 15g　　陈皮 10g

鸡血藤 15g　　香附 15g

28 剂，水煎服，日一剂。

其后复诊，患者再未出现Ⅲ度房室传导阻滞，心悸、胸闷明显减轻。

按：本案患者为缓慢性心律失常，发作性心悸、胸闷，结合舌脉，为气滞血瘀痰阻之证，气滞心胸，加之痰浊、瘀血痹阻心脉，脉气不相维系，故见心悸、胸闷。首诊时辨证为气滞血瘀痰阻证，故治疗以理气活血化痰为法。二诊时患者症状已有改善，诉在冷天时胸闷心悸发作较多，属心阳不振，从舌脉来看，并无阳虚寒凝之象，但缓慢性心律失常基本病机以心气虚、心阳虚或心肾阳虚为本，故加桂枝温振心阳。三诊时在桂枝基础上加巴戟天，补先天之阳气以助心阳、心气。为避免温补及理气药温燥辛散太过，选用丹参、赤芍两味偏凉的活血化瘀药，以缓桂枝、巴戟天之辛燥之性。人体发病，为气血阴阳失和，或感受外邪而致病，治疗时要时刻注意调整人体阴阳、气血的平衡。

史教授认为心气虚或心阳虚，心脉不畅为缓慢性心律失常的常见病机。如出现脉症不一致的情况，应舍症从脉，脉沉迟多为寒滞血脉，阳气不运的表现。治疗缓慢性心律失常，常气阳并补，心肾并温。对于心肾阳虚轻症可选仙茅、淫羊藿、巴戟天、补骨脂等温补肾阳；而心肾阳虚寒凝重症，当选附子、肉桂等温阳散寒通脉，但此类大热大燥之品易耗伤气阴，应尽量避免长期应用。且应用温补心肾的药物时，酌情配伍麦冬、五味子、生地黄等以养阴、收敛心气，使阳（气）内守而不外散。在缓慢性心律失常的治疗中，体现了史教授用药注重敛散相合、阴阳统一及时刻注意顾护正气的思想。

病案 2：孙某，女，54 岁，2018 年 1 月 23 日初诊。

主诉：间断胸闷、背痛 6 年余，加重 3 个月。

患者 2012 年开始间断出现胸闷，未诊治。2015 年症状加重，伴有头晕，查动态心电图示：窦性心动过缓，最长 R-R 间期 2.7 秒，平均心率 48/min，最快心率 71/min，最慢心率 39/min。近 3 个月胸闷、后背疼痛，与运动无关，偶有头晕，无黑矇、晕厥等，气短，腹胀，入睡困难，多梦，耳鸣，双足冷痛，大便一日两次，不成形。否认高血压、糖尿病、冠心病等慢性病史及家族遗传史。查体：BP 120/70mmHg，HR 46/min，心律齐，各瓣膜听诊区未及病理性杂音。舌质暗红，苔薄白，脉沉弱。Holter 示：窦性心动过缓，最长 R-R 间期 2.9 秒，平均心率 45/min，最快心率 73/min，最慢心率 36/min。

西医诊断：窦性心动过缓，病态窦房结综合征？

中医诊断：胸痹心痛病；阳气虚弱，心血瘀阻。

治疗：益气健脾，温阳活血。

处方：生黄芪 30g　党参 20g　当归 20g　陈皮 10g
　　　白术 20g　茯苓 15g　柴胡 10g　升麻 10g
　　　巴戟天 15g　淫羊藿 10g　生甘草 10g

14 剂，水煎服，日一剂。

2018 年 2 月 9 日二诊：胸闷、气短、头晕均有好转，HR 50/min，下肢冷痛，髋关节疼，胸口汗出，大便 1 日 1～2 次，偶有不成形便，脉沉缓，舌质暗，舌体胖。

辨证：阳虚血瘀。

治法：益气温阳，活血化瘀。

处方：生黄芪 50g　　党参 30g　　白术 20g　　茯苓 20g

当归 20g　　葛根 30g　　香附 15g　　肉桂 3g

巴戟天 20g　　淫羊藿 20g　　炙甘草 10g　　陈皮 10g

28 剂，水煎服，日一剂。

2018 年 3 月 23 日三诊：胸闷、后背疼痛、头晕、腹胀消失，HR 55/min，睡眠明显好转，偶有耳鸣，双下肢凉好转，时有头痛，双目胀痛。舌质暗，苔薄白，脉沉弱而迟。

辨证：阳虚血瘀，兼有瘀热。

治法：益气温阳，活血化瘀。

处方：生黄芪 40g　　党参 30g　　当归 25g　　川芎 20g

丹参 30g　　香附 15g　　白蒺藜 15g　　谷精草 20g

巴戟天 15g　　淫羊藿 15g　　鹿衔草 15g　　生甘草 10g

陈皮 10g

28 剂，水煎服，日一剂。

服药后患者已无胸闷头晕等症状，心率在 54～61/min。三诊处方继续服用 2 个月。

按：本案患者为窦性心动过缓，双下肢怕冷，脉沉弱而迟，均为肾阳虚表现，舌质暗，为血瘀表现，故辨证为阳气虚弱，心血瘀阻。故治疗选用补肾温阳之巴戟天、淫羊藿，患者气短、乏力、头晕、大便不成形，为中气不足，故合补中益气汤补中益气、升阳举陷。患者服药 2 周后复诊，症状已有改善，且心率有提升，三诊时心率即稳定在 55/min。本案患者为脾肾阳虚，但治疗中未用大温大热之品，而仅选了仙茅、淫羊藿、党参、黄芪及少量肉桂引火归原，以缓缓图之。

病例 3：张某，女，76 岁，2018 年 8 月 14 日初诊。

主诉：心慌乏力 1 年。

患者近 1 年来经常感觉心慌、乏力，快步走气短，查心电图提示心动过缓，心率 45～50/min，查动态心电图平均心率 48/min，R-R 间期大于

2s 共 12 次，最长 R–R 间期为 2.7s，偶发房性早搏。甲状腺功能正常。患者曾于半年前在当地中医院就诊，服用麻黄附子细辛汤，方中附子 15g，炙麻黄 12g，服用的半个月内反复发作室上性心动过速，最长持续 12 小时，后因不能耐受而停药。晨起双手有晨僵现象，冬季明显，有时午休醒来也有手僵现象，偶有脘腹冷痛，怕吃凉食。舌淡暗，苔黄略腻，脉结。既往高血压 2 多年，最高血压 160/100mmHg，平素口服降压药物，血压控制在 130/80mmHg。否认冠心病、糖尿病史。查体：BP 130/80mmHg，HR 48/min，心律不齐，各瓣膜听诊区未及病理性杂音。舌淡暗，苔黄略腻，脉结。

西医诊断：①病态窦房结综合征；②高血压 2 级。

中医诊断：心悸；心阳不振，心血瘀阻，内有郁热。

治法：补气温阳，兼清郁热。

处方：太子参 15g　　延胡索 15g　　郁金 15g　　　蜜麻黄 6g

　　　生黄芪 15g　　高良姜 6g　　干姜 10g　　　桂枝 12g

　　　苦参 6g　　　荷叶 15g

14 剂，水煎服，日一剂。

2018 年 8 月 28 日二诊：心慌、乏力气短减轻，夜间心慌较白天多发，无头晕、黑矇等，晨僵现象减轻，舌淡暗，苔薄白腻，脉结。

治法：益气温阳，活血通脉。

处方：党参 15g　　　生黄芪 30g　　桂枝 12g　　　炙甘草 10g

　　　郁金 15g　　　高良姜 6g　　陈皮 10g　　　茯苓 20g

　　　苍术 20g　　　当归 20g　　　川芎 20g　　　鸡血藤 30g

28 剂，水煎服，日一剂。

2018 年 9 月 25 日三诊：基本无心慌、胸闷，乏力、气短明显减轻，无头晕、黑矇等，晨僵现象好转，心率 50～58/min，舌淡暗，苔薄白，脉结。

治法：益气温阳，活血通脉。

处方：党参 15g　　　生黄芪 30g　　仙茅 6g　　　淫羊藿 10g

　　　陈皮 10g　　　白术 15g　　　当归 20g　　　三七粉 3g

　　　川芎 20g　　　赤芍 15g　　　白芍 15g

28 剂，水煎服，日一剂。

其后复诊，患者无心慌胸闷、乏力气短等，无头晕黑矇，晨僵现象好转，HR 53 ～ 61/min，三诊处方继服 1 个月。

按：患者心悸，活动后明显，伴有气短、乏力等气虚表现；晨僵现象冬季明显，人体阳气与自然界阳气密切相关，早晨及冬季为阳气相对不足的时候，故此为阳气不足之象，舌淡暗主阳气不足，心血瘀阻，苔略黄腻为内有郁热。

治疗窦性心动过缓，思路多以益气温阳为主，一般以麻黄附子细辛汤作为基础方，但要结合患者的具体情况选方用药。温阳不可太过，防止辛温燥烈，耗气伤阴或引起快速性心律失常。史教授治疗该患者用药较为平和，以黄芪、太子参益气，桂枝、高良姜、干姜及少量麻黄温通心阳，初诊时活血并未用丹参、赤芍、桃仁、红花等，而是以延胡索和郁金理气活血，因该患者在前期治疗时，当温阳药物或炙麻黄用量大时易出现室上性早搏或室上速，而延胡索、郁金两药在理气活血同时均有抗心律失常作用。二诊时症状已有改善，郁热已清，晨僵一主阳虚寒凝，一主湿邪流注，该患者阳气不足，不能温煦津液而聚生痰湿，故见腻苔，以陈皮、茯苓、苍术健脾燥湿渗湿。

本案整体治疗体现了"急则治其标，缓则治其本"的原则，初诊时以麻黄、干姜、高良姜、桂枝等温中上二焦阳气，症状缓解后以益气温阳活血化瘀为主，且长期用药，温阳未选择麻黄、附子、肉桂等温燥之品，而选择温而不燥的仙茅、淫羊藿，温肾阳以助心阳，加酸敛之白芍以防温阳益气药耗伤心气，即组方用药时要敛散相合。

病案 4：王某，女，48 岁，2020 年 7 月 17 日初诊。

主诉：反复头晕、心慌 1 年余。

患者近 1 年反复出现头晕、心慌，严重时有黑矇，外院查动态心电图诊断病态窦房结综合征，建议安装心脏起搏器，患者未同意。平时怕冷，有气短、心慌，活动时明显，舌质红、苔薄黄，脉弦缓。心率 40 ～ 48/min。

西医诊断：病态窦房结综合征。

中医诊断：心悸；心阳不振，血脉瘀滞。

治疗：益气温阳，活血化瘀。

处方：麻黄附子细辛汤化裁。

炙麻黄 9g	细辛 3g	制附子 10g	桂枝 10g
白芍 15g	生地黄 30g	淫羊藿 15g	黄芪 30g
丹参 30g	红花 10g	天麻 20g	白蒺藜 15g

28 剂，水煎服，日一剂。

2020 年 8 月 14 日二诊：心慌、乏力、疲劳等症状亦明显减轻，心率增加到 50～62/min。舌红，苔薄黄，脉弦。

处方：党参 15g	黄芪 30g	桂枝 10g	炙甘草 10g
白芍 15g	生地黄 30g	淫羊藿 15g	山萸肉 15g
丹参 30g	赤芍 15g		

28 剂，水煎服，日一剂。

1 个月后复诊，患者心率增加到 53～65/min，无心慌、乏力等症状。

按：治疗病态窦房结综合征，若患者有脉沉迟、舌淡苔白滑或薄白，尤其是平素恶寒、四肢不温、指甲根部色白或色青者，采用麻黄附子细辛汤加补肾益气活血药物治疗，毋庸置疑。本案患者舌红，苔薄黄，脉弦，从舌脉来看虚象并不明显，但问诊时患者诉有怕冷、气短，结合缓慢性心律失常的基本病机，舍脉从症，故而予麻黄附子细辛汤加减，取得良效。其后患者症状明显改善，心率提升，长期治疗仍以补气温阳活血化瘀为法。

麻黄附子细辛汤中三味药均为辛温燥烈之品，临床应用此方治疗缓慢性心律失常时，应注意以下几点：首先，此方辛散太过，需根据患者气虚或阳气不足的轻重，适当配伍黄芪、人参、党参或淫羊藿、巴戟天等，既可补气助阳，又可防辛散之品耗散阳气。其次，适当配伍生地黄、白芍、麦冬、五味子等养阴药，既可防辛燥及补气温阳药伤阴，其中白芍、五味子、麦冬等酸敛药物又可收敛心气，防心气耗散。这一配伍原则体现了史教授敛散相合、阴阳统一的组方思想。最后，心律失常的病机为各种原因所致脉气不相顺接，故组方时需伍用活血化瘀药，如当归、红花、丹参等，使血脉流通，脉气和调。

病案 5：项某，女，57 岁，2018 年 12 月 7 日初诊。

主诉：活动后心慌 1 年余。

患者 2015 年开始出现活动后心慌，伴有气短、呼吸急促、出汗等，每次持续约半小时，休息后可逐渐缓解。动态心电图提示：窦性心动过缓，平均心率 50/min，最快心率 77/min，最慢心率 39/min。医生建议行心脏起搏器植入术，患者暂不同意。其后症状加重，为求进一步内科治疗前来门诊。阵发心慌气短，有时安静状态也会发作心慌，持续数分钟到半小时不等，活动会诱发或加重心慌。全身乏力，恶寒怕冷明显，面色淡白，少气懒言，口干，纳呆，进食油腻生冷食物后胃脘不适。大便难，4 天一行，小便调。眠差。舌淡红，苔薄白，脉沉弱。

西医诊断：窦性心动过缓。

中医诊断：心悸；阳虚血瘀证。

治法：益气温阳活血。

处方：黄芪 30g　　党参 20g　　附子 10g^{（先煎）}　巴戟天 20g

　　　当归 30g　　丹参 30g　　赤芍 20g　　川芎 20g

　　　肉苁蓉 20g　火麻仁 20g　陈皮 10g　　首乌藤 20g

28 剂，水煎服，日一剂。

2019 年 1 月 4 日二诊：服上方汤药 1 个月后，活动后心慌、气短等症状缓解较明显。近期因为天气转冷，畏寒明显，且有感冒。进食可，大便仍难。小便调，夜眠尚可，睡眠时间少。舌淡红，苔薄白，脉沉细而弱。心率 55/min，心律齐。

处方：黄芪 40g　　党参 20g　　附子 15g^{（先煎）}　蜜麻黄 10g

　　　细辛 3g　　　当归 30g　　丹参 30g　　川芎 20g

　　　鸡血藤 20g　肉苁蓉 30g　火麻仁 20g　枳实 15g

7 剂，水煎服，日一剂。

2019 年 1 月 11 日三诊：畏寒明显减轻，活动后心慌气短等症状好转，余无明显不适。舌淡红，苔薄白，脉沉细。心率 56/min，心律齐。

处方：黄芪 40g　　党参 20g　　仙茅 6g　　淫羊藿 10g

　　　当归 30g　　丹参 30g　　川芎 20g　　赤芍 15g

　　　鸡血藤 20g　肉苁蓉 30g　枳实 15g

28 剂，水煎服，日一剂。

其后患者定期随访，皆以益气活血为法治疗，心慌气短症状明显减轻，心率维持在 60/min 左右。

按：本案患者症见活动后心慌，属中医"心悸"范畴。女子七七之后，气血亏虚，面色淡白，气少懒言，为气虚之见症；气虚不能固护卫阳，故见乏力、气短而畏寒；"劳则气耗"，故活动后诱发加重。气虚不能鼓动血液正常运行脉内，血行缓慢，终致瘀阻络脉，故面色晦滞；气虚舌淡脉弱，沉脉主里，是为气虚血瘀证的舌脉。

证属气虚血瘀证，故初诊以益气活血为法治疗。方中以党参、黄芪补气，附子、巴戟天温阳，加丹参、赤芍入血分调和血脉，且此二味药性偏凉，可缓补气温阳药之温燥，川芎、陈皮行气，全方寒温并用、动静结合、敛散得当，补气而气机不滞，温阳而无辛散耗气。二诊时在益气活血基础上合麻黄附子细辛汤，麻黄散寒宣肺，附子温肾助阳，细辛协助二药辛通上下，合用则具宣上温下，开窍启闭之功。三药合用，补散兼施，表散外感风寒之邪，温补在里之阳气。现代药理研究显示：麻黄、附子可以增强心肌收缩力，增加心输出量，提高心率；小剂量细辛对心脏有兴奋作用，配伍甘草具有助阳解毒，益气复脉之功效。但麻黄、附子、细辛均为辛燥之品，且有小毒，不适合长期应用。患者症状改善，心率提升后，长期治疗仍需以益气活血为法，标本兼治。故二诊方药只服用7天即嘱患者来诊。其后改为益气活血，调和血脉药继续服用。史教授认为，温通心阳，一要补心气、宗气，二要心肾并温，三要活血通脉，使脉气易于和调顺接；四是临床辨证可舍症从脉，脉搏沉迟多可作为寒滞血脉，阳气不运的特征。

五、快速性心律失常

病案 1：邢某，女，33岁，2018年5月11日初诊。

主诉：心慌、胸闷反复发作1年余。

患者近1年反复出现心慌、胸闷，发作与活动无明显关系，多在即将入睡或醒来后以及情绪激动时发作，睡眠差，易醒，平素急躁易怒。诊断为自主神经功能紊乱所致的窦性心动过速，间断服用倍他乐克。每次发作时心率在100～120/min，BP 90～100/60～65mmHg，持续几分钟或1～2小时不等。舌尖红、苔薄白，脉细弱。

西医诊断：窦性心动过速。

中医诊断：心悸；心阴虚火旺，心神失养。

治法：滋阴清热，养心安神。

处方：天王补心丹加减。

柏子仁 20g	酸枣仁 20g	天冬 15g	麦冬 15g
生地黄 15g	太子参 30g	玄参 15g	丹参 30g
当归 12g	茯苓 15g	远志 10g	黄连 10g

14 剂，水煎服，日一剂。

2018 年 5 月 25 日二诊：心悸已明显减轻，两周之内仅出现过 2 次醒后心慌，持续几分钟即缓解，急躁减轻，夜眠明显改善，舌淡红，苔薄白，脉细弱。

治法：益气养阴，养心安神。

处方：柏子仁 20g	酸枣仁 20g	麦冬 15g	生地黄 15g
太子参 30g	丹参 30g	茯苓 15g	远志 10g
当归 12g	知母 10g	陈皮 10g	

14 剂，水煎服，日一剂。

其后随访，患者未再发作心慌。

按：本案患者平素工作繁忙，以脑力劳动为主，劳思伤神，暗耗阴血，致心阴血不足，心神失养，且阴血不足则虚火内生，扰乱心神，故而出现心悸、失眠。方中生地黄、玄参、麦冬滋阴清热，丹参、当归补血养心，太子参、茯苓益气，柏子仁、酸枣仁、远志养心安神，黄连清心火。现代药理研究显示，黄连、苦参等清热解毒药有抗心律失常作用，可用于治疗快速性心律失常。心悸多为心神失养或心火、虚火、痰火等扰乱心神所致，故治疗中往往需加养心安神或清心安神、镇心安神之品。

病案 2：陈某，女，52 岁，2018 年 11 月 23 日初诊。

主诉：心悸、胸闷反复发作 2 年，加重 2 个月。

患者 15 年前诊断风湿性心脏病、二尖瓣狭窄，5 年前行二尖瓣置换术，近 2 年反复出现心慌，心电图提示快速房颤，平时服用华法林、螺内酯。近 2 个月感冒后症状加重，心慌、胸闷、气短、头晕，舌暗红，舌边有瘀点，苔腻微黄，脉结代。查体：二尖瓣面容，心率 108/min，心律不齐，第一心音强弱不等，可闻及机械瓣启闭音。

西医诊断：风湿性心脏病，二尖瓣狭窄，二尖瓣置换术后，快速性心房颤动。

中医诊断：心悸；气虚痰瘀互结，蕴而化热。

治法：化痰活血，宁心安神。

处方：瓜蒌 20g　　法半夏 10g　　黄连 10g　　陈皮 10g
　　　　茯苓 20g　　生黄芪 30g　　枳实 20g　　赤芍 20g
　　　　当归 20g　　三七粉 3g　　郁金 20g　　酸枣仁 30g
　　　　丹参 30g

28 剂，水煎服，日一剂。

2018 年 12 月 21 日二诊：心悸减轻，心慌突发，与活动无明显关系，无胸闷，肢体困倦，舌暗红、苔白腻，脉结代。

治法：化痰活血，养心安神。

处方：瓜蒌 20g　　法半夏 10g　　黄连 10g　　陈皮 10g
　　　　茯苓 20g　　赤芍 20g　　丹参 30g　　当归 20g
　　　　郁金 20g　　羌活 10g

28 剂，水煎服，日一剂。

上方服完后，患者在当地继续抄方服用 3 个月。其后随访，患者心悸发作次数明显减少，半年内仅发作 1 次，且持续约 20 分钟后自行缓解。

按：本案患者久病耗伤正气，气虚津液不布，凝聚为痰，痰阻气机，则胸闷；气虚运血无力，日久致瘀，痰瘀互结，蕴而化热，扰乱心神而为心悸。予黄连温胆汤加活血化瘀药治疗。二诊根据患者心慌突发突止的特点与中医风邪致病相似，故加羌活，既可祛风，又可胜湿，以助痰湿之邪的消散。因患者机械瓣膜置换术后服用华法林，故与中药活血化瘀药合用时，需注意尽量避免长期大量应用破血逐瘀药，以免引起出血。临床观察，无论华法林还是新型口服抗凝药，与常规剂量的当归、丹参、川芎、赤芍、牡丹皮、郁金、红花、三七等药物联合应用，极少引起出血。

六、双心疾病

病案 1：齐某，男，55 岁，2018 年 7 月 27 日初诊。

主诉：间断胸闷胸痛 2 年余，再发 1 年余。

患者 2 年前因胸闷在当地行冠脉造影，结果示 LAD 中段 80% 狭窄，RCA 近中段 85% 狭窄，于 LAD、RCA 病变处分别置入支架一枚，术后规律进行冠心病二级预防。术后曾有半年余无胸闷胸痛症状。但 1 年多前再次出现胸闷胸痛，曾在胸痛发作时查心电图未见异常，复查冠脉 CTA：支架内通畅。活动平板试验：阴性。现间断出现胸闷胸痛，与运动无关，每次持续时间不固定，约几分钟至几个小时，伴有气短，易紧张、焦虑，多思虑，眠欠佳，因反复发作胸闷胸痛，情绪不佳，无法正常工作。既往有高血压 10 多年，最高血压 170/100mmHg，平素口服降压药物，血压控制在 130～140/80mmHg。血脂代谢异常，服用阿托伐他汀血脂尚未达标。查体：BP 130/80mmHg，HR 64/min，体型偏胖，心律齐，各瓣膜听诊区未及病理性杂音。舌质暗，苔腻，脉沉细弦。心电图：大致正常。

西医诊断：①冠状动脉粥样硬化性心脏病，冠状动脉支架植入术后状态；②高血压 3 级（极高危）；③血脂代谢异常；④焦虑抑郁状态。

中医诊断：胸痹心痛病；气虚血瘀，痰浊内蕴。

治法：益气化痰，活血通络。

处方：生黄芪 30g　　瓜蒌皮 30g　　薤白 20g　　半夏 10g

　　　丹参 30g　　川芎 20g　　赤芍 20g　　红花 10g

　　　莪术 15g　　香附 15g　　白蒺藜 15g　　陈皮 10g

28 剂，水煎服，日一剂。

2018 年 8 月 24 日二诊：仍有间断心前区疼痛发作，与活动无关，持续半小时至 2 小时不等，伴有口苦、心烦，口气臭秽。舌苔垢腻，舌质暗红，脉沉细弦。

辨证：痰瘀互结，蕴而化热。

治疗：宽胸化痰，活血化瘀，佐以清热。

处方：瓜蒌皮 30g　　薤白 20g　　半夏 10g　　藿香 15g

| 黄连 10g | 丹参 30g | 川芎 20g | 赤芍 20g |
| 红花 10g | 莪术 15g | 白蒺藜 15g | 香附 15g |

28 剂，水煎服，日一剂。

2018 年 9 月 21 日三诊：胸闷、胸痛发作次数明显减少，持续约几十分钟，午后有气短，无活动耐力受限。舌质紫暗，舌苔秽浊，脉沉细而弦。

辨证：气虚，痰瘀互结。

处方：
生黄芪 30g	藿香 20g	半夏 10g	苍术 30g
陈皮 10g	黄连 15g	丹参 30g	川芎 20g
赤芍 20g	红花 10g	莪术 15g	香附 15g

28 剂，水煎服，日一剂。

其后随诊，患者精神状态明显好转，胸闷、胸痛、气短等明显减轻，已可正常工作。

按：本案患者素体偏胖，且喜食肥甘厚味，以致脾胃损伤，运化失健，聚湿生痰，上犯心胸清旷之区，阻遏心阳；脾虚，气血生化乏源，气虚运血无力，日久致瘀，痰瘀互结，痹阻心脉，故而发为胸痛。综观舌脉，证属气虚血瘀，痰浊内蕴。患者既往有冠心病史并行介入治疗，为完全血运重建，但仍有胸闷、胸痛反复发作，症状不典型，且活动平板试验阴性，故考虑其胸痛为非缺血性胸痛。结合患者多思虑、易紧张、有焦虑倾向，考虑为双心疾病，即冠心病合并焦虑抑郁状态。首诊时，患者表现出气虚血瘀，痰浊内蕴之象，故治疗以瓜蒌薤白半夏汤、冠心Ⅱ号方加益气之黄芪。患者有紧张、焦虑等情绪，易急躁，为肝郁之象，故加香附疏肝理气，气行则血行，气行则痰消，理气有助于化痰、活血。服药后患者症状改善不明显，仍有胸闷、胸痛反复发作，复查造影未见异常，证实其胸闷胸痛确与精神、情绪因素有关。二诊时根据脉证辨为痰瘀互结，蕴而化热之证，因以标实更为显著，故暂不用补气之品，以免闭门留寇，以瓜蒌薤白半夏汤合冠心Ⅱ号方为基础，加藿香芳香化湿开窍，加黄连清热解毒。服药后症状即有明显改善，但仍有少量秽浊舌苔，故继用藿香、半夏、苍术、陈皮等燥湿。患者舌质紫暗，血瘀明显，故用莪术破血逐瘀，白蒺藜去恶血。患者胸闷、胸痛发无定时，类似风的特性，故加白蒺藜平肝祛风。

病案 2：田某，女，65 岁，2018 年 4 月 20 日初诊。

主诉：间断胸闷气短 2 年余，加重半年。

患者 2 年前无明显诱因开始出现气短胸闷，每次持续十几秒钟，午后多发，无胸痛、心悸。平素性情偏于急躁，气短乏力，头晕，口干，纳寐尚可。在当地医院查心电图、超声心动图未见异常，活动平板试验阴性，冠脉 CTA：RCA 中远段 60% 局限性狭窄。诊断冠心病。开始服用阿司匹林、匹伐他汀治疗。服药后胸闷症状无改善，近半年来胸闷较前加重，持续数十秒至数小时不等，发作与活动无关，每于情绪激动、睡眠不佳时出现，平时活动无明显受限，气短乏力，时常紧张、急躁，睡眠差。既往血脂异常 2 年，TC、LDL-C 升高。查体：BP 128/72mmHg，HR 66/min，心律齐，各瓣膜听诊区未及病理性杂音。舌淡胖，舌质稍暗，苔薄白，脉沉细弦。

西医诊断：①冠状动脉粥样硬化性心脏病，稳定型心绞痛；②血脂代谢异常；③焦虑抑郁状态。

中医诊断：胸痹心痛病；气虚清阳不升，兼有血瘀。

治法：益气健脾，理气活血。

处方：生黄芪 30g　党参 20g　白术 20g　茯苓 20g

　　　当归 20g　陈皮 10g　葛根 20g　香附 15g

　　　丹参 30g　川芎 20g　白蒺藜 15g　生甘草 6g

28 剂，水煎服，日一剂。

2018 年 6 月 1 日二诊：气短胸闷较前明显改善，仍有乏力，下肢怕凉，舌质淡暗，苔薄白，脉沉弦。

辨证：气虚清阳不升，兼有血瘀。

治法：补气温阳，活血化瘀。

处方：生黄芪 50g　党参 30g　当归 20g　陈皮 10g

　　　白术 20g　茯苓 15g　葛根 20g　香附 15g

　　　制附子 10g　丹参 20g　川芎 15g　生甘草 6g

28 剂，水煎服，日一剂。

2018 年 8 月复诊时，患者状态明显好转，胸闷气短极少发作。

按：本案患者为老年女性，正气渐虚，心气不足不能鼓动心脉，且气虚运血无力日久致瘀，瘀阻心脉，故而发为胸闷。气短乏力，头晕，午后明显，为气虚清阳不升。舌淡胖主气虚，舌质暗、脉弦主瘀。四诊合参，辨证为气虚清阳不升，兼有血瘀。

活动平板试验阴性说明目前其冠脉狭窄程度在一般活动下不引起心肌缺血。患者反复发作胸闷，与活动无关，持续时间长短不一，发作时心电图未见异常。患者既有冠心病，又有焦虑抑郁倾向，需要做好心理疏导工作。患者气短、头晕，为清阳不升之象，故以补中益气汤加减益气升阳，方中以葛根代替升麻、柴胡升清阳，因葛根味甘、辛，性凉，入胃经，除升举清阳外，还有生津止渴之功。加当归、川芎、丹参养血活血。患者急躁易怒、情绪欠佳，为肝郁表现，故加香附、白蒺藜解郁疏肝。治疗1个多月后患者症状明显减轻，但仍有乏力，且伴有下肢发凉，为肾阳不足，故二诊时加制附子温肾散寒，并逐渐加大参、芪剂量以增强补气力度。继服中药1个月，患者胸闷、气短、乏力、情绪均有明显改善。

病案3：张某，女，68岁，2018年11月16日初诊。

主诉：心慌、汗出、入睡困难、焦躁不安1年。

患者1年前开始反复出现心慌，发作无明显诱因，持续数小时。查动态心电图：平均心率78/min，室上性早搏24小时共8099次，阵发性室上性心动过速。服用比索洛尔5mg/d后复查动态心电图，室上性早搏24小时共2162次，未见其他心律失常。但患者仍反复发作心慌，易受惊，汗出，入睡困难，焦躁不安。于外院精神科诊断为焦虑症，拒绝服用抗焦虑西药。现症：消瘦，说话语速快，反复强调自己的症状。舌淡红，苔厚腻，脉沉细而弦。既往高血压病史3年余，服药控制良好。查体：BP 130/75mmHg，HR 70/min，心律齐，各瓣膜听诊区未及病理性杂音。心电图大致正常。超声心动图示心脏结构、功能未见异常。

西医诊断：①心律失常，室上性早搏；②焦虑状态；③高血压病。

中医诊断：心悸；气虚，痰火扰心，心神失养。

治法：补益心气，清热化痰，养心安神。

处方：

生黄芪 30g	党参 20g	石菖蒲 10g	远志 10g
茯苓 20g	生龙齿 30g	陈皮 10g	法半夏 10g
黄连 10g	川芎 20g	赤芍 15g	酸枣仁 30g

28 剂，水煎服，日一剂。

2018 年 12 月 14 日二诊：心悸明显减轻，眠好转，大便干。舌暗红，苔薄黄，脉沉细弦。

处方：生黄芪 40g　党参 20g　　枳实 20g　　生白术 20g

　　　瓜蒌 30g　　杏仁 10g　　火麻仁 20g　生大黄 10g

　　　法半夏 10g　川芎 20g　　丹参 30g　　白芍 20g

28 剂，水煎服，日一剂。

患者在当地继续抄方，二诊处方连续服用 2 个月，2019 年 2 月复查动态心电图：平均心率 64/min，室上性早搏 24 小时 368 次，未见室上性心动过速及其他心律失常。

按：史教授对于焦虑患者以疏肝解郁、调畅气机、调理气血为主，对于抑郁患者还须补肾，在此基础之上，随证治之。本案患者心气虚，痰火扰心，故以安神定志丸合黄连温胆汤加减。精神类疾病的治疗，不仅仅要疏肝，调和气血也非常重要，同时还要进行心理疏导，解除患者各种心理痛苦或行为障碍，这是增加疗效很重要的一项治疗。

病案 4：张某，女，63 岁，2018 年 11 月 16 日初诊。

主诉：间断心慌 1 个月余。

患者有高血压 15 年，1 个月前开始出现血压波动时心慌，平时在活动后及体位改变时也常有发生，心慌发作时乏力较重，汗出较多。走上坡路及夜间起床小便时均有心慌，每次发作 1 分钟左右。查 Holter 有室上性早搏，24 小时共 2123 次。在外院诊断焦虑状态，服用劳拉西泮后自觉心慌加重，故来寻求中医治疗。现症：阵发心慌，睡眠差，入睡不困难，易醒。舌暗红苔少，脉沉弦。查体：BP 145/75mmHg，HR 80/min，心律齐，各瓣膜听诊区未及病理性杂音。心电图大致正常。超声心动图示心内结构、功能未见异常。冠脉造影：RCA 中段、LAD 中段混合斑块影，管腔轻度狭窄。LCX 远段斑块影，管腔轻度狭窄。查 Holter 有室上性早搏，24 小时共 2123 次。

西医诊断：①高血压病；②焦虑状态；③室上性早搏；④冠状动脉粥样硬化症。

中医诊断：心悸；肝肾亏虚，血脉瘀滞，虚火上扰心神。

治法：平肝潜阳，活血化瘀，清心安神。

处方：天麻 30g　　生杜仲 20g　　桑寄生 30g　　钩藤 30g

　　　丹参 30g　　川芎 20g　　茯苓 20g　　莲子心 5g

　　　珍珠母 30g　　酸枣仁 30g　　首乌藤 30g　　川牛膝 20g

28 剂，水煎服，日一剂。

2019 年 1 月 4 日二诊：睡眠改善，乏力减轻，心慌仍有间断发作，发作时仍乏力较重。舌暗红苔少，脉沉弦。

治法：平肝潜阳，活血化瘀，清心安神。

处方：上方基础上加当归 15g，白蒺藜 20g，28 剂，水煎，日一剂，分 2 次口服。。

随诊：患者以此方加减服用，血压平稳，偶有心慌发作。

按：一诊方是史教授治疗肝肾亏虚、虚火上扰心神常用的方剂。天麻、钩藤平肝潜阳息风，杜仲、桑寄生补益肝肾，丹参、川芎活血化瘀；首乌藤搜风通络、养心安神，牛膝祛瘀通络、引血下行；酸枣仁、茯苓养心安神；珍珠母平肝潜阳，安神定惊，莲子心清热安神。因莲子心味苦，性寒，入心、肾经，脾胃虚寒者慎用。本案患者不仅有心悸，同时血压控制不达标。肝肾亏虚、肝阳上亢是老年高血压病的常见证型，本案患者高血压病程长，且舌暗红，血瘀明显，故二诊时加当归、白蒺藜增加活血化瘀力度。而且患者心慌往往突发突止，与风邪致病特点相似，白蒺藜恰可息内风。本案患者为高血压合并焦虑状态，肝肾亏虚，虚火扰心而致上述诸症，治疗双心疾病，调神是重要手段之一，故加莲子心清心火，酸枣仁养心安神，珍珠母镇静安神。

七、血脂异常、动脉硬化

病案 1：范某，男，45 岁，2019 年 1 月 11 日初诊。

主诉：血脂升高 10 年。

患者有心脑血管病家族史，平时饮食以肉食为主，且经常饮酒，10 年前体检时发现血脂升高，TG、TC、LDL-C 均升高，未重视。其后每年体检血脂有逐年升高趋势，3 年前 TG 达到 6.33mmol/L，TC 7.68mmol/L，

LDL-C 5.93mmol/L。在当地医院就诊，开始服用非诺贝特 0.2g/d，瑞舒伐他汀 10mg/d，服用 1 个月后，ALT、AST 均升高达正常值 2 倍以上，停药并保肝治疗半月肝功能恢复正常。后服用阿昔莫司及阿托伐他汀、依折麦布，转氨酶再度升高。患者停药后戒酒并锻炼，复查血脂 TG 4.83mmol/L，TC 6.56mmol/L，LDL-C 4.81mmol/L。体型肥胖，快走时胸闷，头昏沉，口气臭秽，大便干，舌胖淡暗，苔黄腻，脉沉弦。

西医诊断：血脂异常（混合型）。

中医诊断：血浊；痰瘀互结，蕴而化热。

治法：化痰活血，兼清郁热。

处方：法半夏 10g　黄连 10g　瓜蒌 30g　薤白 20g

桃仁 10g　川芎 20g　赤芍 20g　丹参 30g

生白术 30g　枳实 20g　熟大黄 15g　茯苓 20g

21 剂，水煎服，日一剂。

2019 年 2 月 1 日二诊：头昏沉及活动后胸闷明显减轻，乏力，舌胖淡暗，苔腻，脉沉弦。

辨证：痰瘀互结。

治法：化痰活血。

处方：当归 20g　川芎 20g　赤芍 20g　丹参 30g

莪术 15g　苍术 20g　枳实 20g　法半夏 10g

川牛膝 15g　泽泻 15g　葛根 30g　荷叶 10g

28 剂，水煎服，日一剂。

因不方便来就诊，患者二诊方共服用 1 个半月。

2019 年 3 月 21 日三诊：乏力明显减轻，头昏沉及胸闷已消失，余无不适，体重减轻 8kg，复查 TG 2.08mmol/L，TC 5.91mmol/L，LDL-C 3.15mmol/L，肝功正常。舌淡暗，苔薄腻，脉沉弦。

处方：川芎 20g　赤芍 20g　丹参 30g　生蒲黄 15g

莪术 15g　枳实 20g　法半夏 10g　陈皮 10g

川牛膝 15g　泽泻 15g　荷叶 10g　生山楂 15g

按：近年西药降脂药物不断涌现，如他汀类、胆固醇吸收抑制剂、贝特类、烟酸类等，在临床广泛应用，但部分患者服药后出现转氨酶升高，或不能耐受西药治疗，出现肌肉疼痛、无力等症状，还有部分患者服用几种降脂药，血脂仍不能达标，此时中医辨证治疗往往能取得满意疗效。

本案患者嗜食肥甘厚味，困遏脾胃，脾之泌别清浊功能失司，水谷代谢之浊气、浊毒不能及时排出体外，而为血浊。饮食不当损伤脾胃，化生痰湿，脾虚气血生化乏源，气虚而致血行不畅，瘀血内生，痰瘀互结，日久化热。首诊时为痰瘀互结，蕴而化热之证。以小陷胸汤、瓜蒌薤白半夏汤加活血化瘀药物以燥湿化痰活血，熟大黄清热解毒、通腑泄浊，枳实、白术行气化湿，调畅中焦气机。患者痰湿盛，阻遏气机升发，清阳不升，故而乏力头晕，二诊时予葛根、荷叶升举清阳之气。患者因饮食所伤损伤中焦脾胃，继而生湿生瘀，故选方用药在化痰活血同时，注重调畅中焦气机，气机得畅，则气血得行，痰浊得消，血浊得除。

病案 2：冯某，女，68 岁，2019 年 8 月 2 日初诊。

主诉：发现血脂升高 3 年。

患者 3 年前体检发现血脂升高，TC 6.36mmol/L，LDL-C 4.35mmol/L。颈动脉彩超提示双侧颈动脉内中膜增厚，散在低回声斑块。患者平素饮食较清淡，体型适中，无其他疾病，暂不同意服用降脂药物，偶有头晕，耳鸣，眼干涩，腰膝酸软，睡眠不佳，舌暗，苔薄，脉沉细。既往否认高血压、糖尿病等慢性病。

西医诊断：①血脂异常；②颈动脉硬化。

中医诊断：血浊；肝肾阴虚，瘀血内阻。

治法：滋补肝肾，活血化瘀。

处方：熟地黄 15g　山茱萸 15g　枸杞子 15g　牡丹皮 15g

　　　何首乌 15g　当归 15g　　川芎 20g　　赤芍 15g

　　　丹参 30g　　陈皮 10g　　仙茅 6g　　酸枣仁 30g

28 剂，水煎服，日一剂。

2019 年 8 月 30 日二诊：偶有头晕，耳鸣减轻，睡眠改善，舌暗，苔薄，脉沉细。

处方：熟地黄 12g　山茱萸 15g　枸杞子 15g　当归 15g

　　　川芎 20g　　红花 10g　　丹参 30g　　酸枣仁 30g

　　　天麻 20g　　川牛膝 15g　葛根 30g

28剂，水煎服，日一剂。

其后随诊，患者血脂已较服药前明显降低，TC 5.28mmol/L，LDL-C 3.11mmol/L，无其他不适，二诊方药服用3个月后减为隔日一剂。

按： 本案老年女性患者平时生活方式较健康，仍出现血脂异常，此种类型在老年患者中较常见。其病因病机多为"年过四十，阴气自半"，气不化精而化浊，阻碍气血运行而致瘀，瘀浊互结，而致血浊，血中浊瘀阻于脉道，血脉为之不利，则发生动脉硬化甚或心脑血管病。本案患者证属肝肾亏虚，瘀血内阻，方中熟地黄、山茱萸、枸杞子、何首乌滋补肝肾；加少量仙茅以取"阳中求阴"之意。伍以活血化瘀药活血通脉。加陈皮斡旋中焦气机，防熟地过于滋腻。现代药理研究显示，何首乌能减少肠道对胆固醇的吸收，有很好的降脂、抗动脉硬化作用，但长期大量应用何首乌可能导致转氨酶升高，对家族中存在服用何首乌引起肝毒性者当慎用。

八、病毒性心肌炎

病案：陈某，男，23岁，2017年2月21日初诊。

主诉：外感后胸闷、心慌10天。

患者二十几天前外出受凉，其后出现恶寒发热，体温最高39℃，咽痛，血常规：白细胞（WBC）4.8×10⁹/L，中性粒细胞分类（N）0.38，淋巴细胞分类（L）0.57，C反应蛋白6.0mg/L。服用白加黑后症状逐渐减轻。10天前出现活动后胸闷、气短，在外院查心电图，提示窦性心动过速，广泛导联ST-T改变。至我院门诊就诊，查心肌损伤标记物：肌钙蛋白T 0.088 ng/mL，肌酸激酶同工酶98U/L，肌红蛋白98ng/mL，B型脑钠肽（BNP）57pg/mL。超声心动图未见异常。动态心电图：室性早搏，24小时共8739次。患者无发热恶寒，胸闷、心慌，快步走300米既有发作，乏力、气短，汗出较多，心烦，咽干咽痛，舌红少苔，脉细。否认冠心病、高血压、高脂血症等慢性病史。

中医诊断：心瘅；热毒炽盛，气阴两虚。

西医诊断：病毒性心肌炎。

治法：清热解毒，益气养阴。

处方：金银花 30g　　连翘 15g　　栀子 10g　　薄荷 5g

荆芥 10g　　西洋参 6g　　麦冬 15g　　沙参 15g

生地黄 15g　　黄芪 20g　　甘草 6g

7 剂，水煎服，日一剂。

2017 年 2 月 28 日二诊：患者胸闷、心慌好转，仍有气短、汗出，咽干、咽痛明显减轻，二便调。舌红苔薄白，脉细。

处方：金银花 20g　　连翘 15g　　蒲公英 15g　　荆芥 10g

麦冬 15g　　沙参 15g　　西洋参 10g　　黄芪 30g

生地黄 15g　　甘草 6g

14 剂，水煎服，日一剂。

2017 年 3 月 15 日三诊：已无胸闷憋气，无口干咽燥，偶有乏力，汗出不明显。舌红，苔薄白，脉沉细。心电图：大致正常。心肌损伤标记物：正常。动态心电图：室性早搏 24 小时共 1263 次。

处方：金银花 15g　　西洋参 5g　　麦冬 15g　　沙参 15g

黄芪 30g　　生地黄 15g　　白芍 10g　　玄参 15g

玉竹 15g　　甘草 6g

14 剂，水煎服，日一剂。

其后电话随访，患者无胸闷憋气乏力等症状，在当地复查动态心电图：室性早搏 24 小时 283 次。

按：本案患者为青年男性，既往体健，受凉后出现上呼吸道感染症状，血常规及 C 反应蛋白提示为病毒感染。其后出现活动后胸闷、心慌、气短等，结合心电图、心肌损伤标志物结果，诊断为病毒性心肌炎。患者发病之初感受外邪，邪毒炽盛未能及时清解，侵入血分、阴分，心主营、主血，故稽留之邪热毒邪侵及心脏，引起胸闷、心慌等症状。邪毒留恋日久，伤气耗阴，而见气短乏力、舌红、少苔、脉细数等气阴两虚表现。故初诊时以清热解毒为主，辅以益气养阴扶助正气。病毒性心肌炎系因卫分、气分邪毒侵入血分、阴分所致，常兼有血脉瘀滞不畅，故清热解毒药应以辛凉清透为主，不宜大苦大寒，避免苦寒药加重血瘀。本案应用金银花、连翘、薄荷、栀子，并加辛温解表之荆芥，使邪毒易透易解。益气养阴用西洋参、生地黄、麦冬、沙参、生黄芪。二诊时患者胸闷、心慌好转，咽干、咽痛明显减轻，阴分、血分邪毒渐清，去栀子、薄荷，加蒲公英。但随邪毒留恋，气阴耗伤加重，故西洋参加量至 10g，生黄芪加量至 30g，加强补气之力，保留辛温之荆芥，防处方过于凉遏，且可助邪毒透散，体现了史教授组方时动静结合的思想。三诊热毒已清，故去大部分清热解毒药，金银花减为 10g，加玄参滋阴凉血，助金银花清热解毒，加玉竹加强益气养阴之功。患者频发室性早搏病机为邪毒稽留血分、阴分，脉气不相顺接，且心之气阴耗伤，心脉失养，故处方时并未加抗心律失常药而早搏明显减少。